Klaus Blaser

Vom Loslassen und Aufsteigen

Eine spirituelle Therapieform

Mit einem Geleitwort von Thilo Hinterberger

Schattauer

Dr. Klaus Blaser
Theodorskirchplatz 7
CH – 4058 Basel
Schweiz

Für Zusatzinformationen siehe www.horizologie.ch

Besonderer Hinweis:
Die in diesem Buch beschriebenen Methoden sollen psychotherapeutischen Rat und medizinische Behandlung nicht ersetzen. Die vorgestellten Informationen und Anleitungen sind sorgfältig recherchiert und nach bestem Wissen und Gewissen weitergegeben. Dennoch übernehmen Autor und Verlag keinerlei Haftung für Schäden irgendeiner Art, die direkt oder indirekt aus der Anwendung oder Verwertung der Angaben in diesem Buch entstehen. Die Informationen sind für Interessierte zur Weiterbildung gedacht.

Schattauer
www.schattauer.de

Gestaltungskonzept: Farnschläder & Mahlstedt, Hamburg
Cover: Jutta Herden, Stuttgart
unter Verwendung einer Abbildung von Viktorija Lankauskaitė (Unsplash)
Gesetzt von Eberl & Koesel Studio, Kempten
Gedruckt und gebunden von Friedrich Pustet GmbH & Co. KG, Regensburg
Lektorat: Volker Drüke
Projektmanagement: Dr. Nadja Urbani
ISBN 978-3-608-40158-5
E-Book ISBN 978-3-608-12128-5
PDF-E-Book ISBN 978-3-608-20613-5

Bibliografische Information der Deutschen Nationalbibliothek
Die Deutsche Nationalbibliothek verzeichnet diese Publikation in der Deutschen Nationalbibliografie; detaillierte bibliografische Daten sind im Internet über http://dnb.d-nb.de abrufbar.

Geleitwort

Die vertikale Dimension scheint archetypisch mit einer Vielzahl von Bedeutungen in uns verankert zu sein. Bewusstseinswissenschaftlich kann dies durch die Organisierung unseres Bewusstseinsraumes gemäß unserer physischen Welterfahrung verstanden werden: In den horizontalen Dimensionen findet maßgeblich das Leben statt. Der Boden unter mir ist das, was mich trägt, aber auch der Bereich des unsichtbaren und unzugänglichen Untergrundes. Vor allem das Oben hat einen besonderen Bedeutungsgehalt. Wir assoziieren damit die luftigen Höhen, die Weite, die Freiheit und den Überblick über das Geschehen. Daran knüpfen sich auch geistige Assoziationen wie Leichtigkeit, Erkenntnisse aus einer höheren Warte heraus, Gefühle der Entgrenzung und schließlich Hinweise auf das Göttliche, das im Himmel wohnt. Aus diesem Blickwinkel heraus mag unser Menschsein in seinem größeren Zusammenhang wahrgenommen werden. Doch wie gelangen wir zu solch einer Perspektive?

Klaus Blaser hat mit der dreidimensionalen Grenzvisualisierung (3-DGV) ein faszinierendes und wirkungsvolles Werkzeug entwickelt, um genau dies zu ermöglichen. In diesem Buch stellt er die Methode vor und lässt uns an seinen Erfahrungen damit teilhaben. Die 3-DGV erweist sich als ein Mittel, um sich selbst besser kennenzulernen, zu einer Selbstdistanz zu gelangen, sich aus einer anderen Perspektive zu betrachten und dabei außergewöhnliche Seinszustände zu erleben. Die Erfahrungen, die mit der vertikalen Bewegung in der Visualisierung entstehen, erschienen mir so spannend, dass ich begeistert begonnen habe, gemeinsam mit Klaus Blaser ein wissenschaftliches Forschungsprojekt zu planen und in der Zusammenarbeit mit einer therapeutisch begabten Studentin durchzuführen. So ist ein weiteres Projekt entstanden, das eine neuartige Methode zur Induktion veränderter Bewusstseinszustände und -erfahrungen untersucht. Obwohl die 3-DGV von Klaus Blaser im therapeutischen Rahmen genutzt wird, ist es ein Instrument, das für alle Menschen gleichermaßen ein hohes Potenzial zur Selbsterfahrung, Selbstreflexion und Selbsterkenntnis bietet, und das auf spielerische Weise. Der therapeutische Nutzen ergibt sich als spezielle Art der Intervention und Bearbeitung des Erlebten. Daher haben wir unsere erste Studie mit gesunden Menschen gemacht, und nicht mit Patienten, weil es uns zunächst nicht darum ging, die therapeutische Wirksamkeit zu untersuchen, sondern die Bandbreite möglicher Erfahrungen zu entdecken (Sohst et al. 2022). Und diese scheint enorm zu sein und dem Erleben während einer rein horizontalen Grenzvisualisierung weit überlegen. Ich möchte daher die Gelegenheit nutzen, bereits an dieser Stelle einige vorläufige Ergebnisse aus den etwa 40 standardisierten 3-DGV-Sitzungen zu berichten. Der Vergleich von Erlebnissen während horizontaler und vertikaler Visualisierung zeigt, dass in der vertikalen Aufwärtsbewegung der Ich-Figur deutlich mehr bildhafte Erfahrungen gemacht werden. Während bei einer horizontalen Dissoziation die Emotionalität eher abnahm, zeigte sich bei vertikalen Perspektiven eine deutliche Zunahme des Emotions- und

Gefühlserlebens, vor allem in Bezug auf Gefühle wie Leichtigkeit, Klarheit und Freude. Da die Befindlichkeitsveränderungen nach einer 3-DGV-Sitzung meist sehr positiver Natur waren, die Proband/innen sich also zufriedener, lebendiger und wohler in ihrem Körpererleben empfanden, kann die 3-DGV als salutogen und gesundheitsfördernd angesehen werden; eine gute Voraussetzung auch für eine therapeutische Wirksamkeit. Hinzu kommt, dass durch die symbolisierte aufwärts gerichtete Grenzüberschreitung vollkommen ideologieunabhängige Transzendenzerfahrungen möglich gemacht werden können.

Ich bin daher sehr gespannt auf die weiteren Entwicklungen und Anwendungen, die mit dieser Methode möglich sind. Aber auch das Lesen des Buches selbst bietet eine erkenntnisreiche Reise, die mittels der persönlichen Fragen am Schluss der Kapitel immer auch den Bezug zur eigenen Innenwelt herstellt. Ich wünsche viel Freude beim Lesen!

Thilo Hinterberger, im Herbst 2022

Einleitung

Wenn Sie dieses Buch jetzt in der Hand halten oder das E-Book auf Ihrem Handy oder E-Book-Reader lesen, ist es wahrscheinlich, dass Sie im übertragenen Sinne mit beiden Füßen auf dem Boden stehen. Vermutlich schweben Sie während dem Lesen nicht an einem Fallschirm in der Luft oder kriechen auf Händen und Füßen durch ein unterirdisches Gewölbe. Es ist wahrscheinlich, dass es Wände oder einen Schutz um Sie herum gibt: die Mauern des Zimmers, die Schutzhülle eines Zuges oder draußen die Bäume eines Waldes.

Was tun wir alles, um uns zu schützen? Wir richten Mauern auf, bauen Häuser, Wasserschlösser, historische Befestigungsanlagen für Städte Stadtwälle und sogar kilometerlange Mauern, die das Land in alle Windrichtungen vor Eindringlingen beschützen soll. Wir schützen uns mit Seife, Desinfektionsmittel, Mundmasken, Impfungen und ausgeklügelten Apps vor unerwünschten Viren.

Warum schützen wir uns eigentlich? Wir möchten die Welt innerhalb der Stadtmauer bewahren, die Bewohner behüten, die angehäuften Güter verteidigen, unsere Zuversicht erhalten, unsere Gemeinschaftsritualen sichern, fremde Gewohnheiten und Ängste außen vor lassen. Was möchten wir schützen, wenn wir x-mal pro Tag die Hände waschen und Mundschutz im öffentlichen Verkehr tragen? Wir behüten unsere Gesundheit, bewachen unser Einkommen, decken unsere Familie, versuchen unsere Existenz in Sicherheit zu bringen, protegieren unsere Wohlfahrt, sichern unsere Ideale, bewahren unsere Wertvorstellungen und stellen unsere Sinngebung unter Schutz. In beiden Beispielen, der Stadtmauer und dem Mundschutz, versuchen wir auch die mentale, psychische Ebene zu schützen. Beschützt uns ein Mundschutz vor der Angst, infiziert zu werden, verhindert die Stadtmauer schlaflose Nächte? Nein, weil vielleicht die wichtigste Protektion unsichtbar ist. Es betrifft die Abgrenzung unserer psychisch-seelischen Innenwelt. Diese Abschirmung kann krank machend durchlässig sein oder kraftvoll innere Geborgenheit schenken.

Die räumliche Darstellung der Abgrenzung des psychisch-seelischen Innenraums mit den Kapla-Hölzchen (siehe anschließend auf den Abbildungen) ist bis jetzt die präziseste Methode, unseren mentalen Schutz zur Außenwelt sichtbar zu machen. In meinem Buch »In mir und um mich herum« (Blaser 2014) wurden erstmals neun Beispiele der dreidimensionalen Grenzvisualisierung (im Weiteren mit 3-DGV abgekürzt) beschrieben. Diese Methode ermöglicht jedem Menschen, sein unbewusstes inneres Bild seiner »Ich-Grenze« sichtbar und greifbar zu machen. Das erstellte Bild zeigt, wie wir in der Welt stehen, wie offen oder abgegrenzt wir sind und welche Dynamik zwischen Innenleben und Außenwelt unser Verhalten kennzeichnet. Leben könnte in diesem Kontext definiert werden als das stetige Streben nach einem intrapsychischen Gleichgewicht bei fortwährenden nur beschränkt kontrollierbaren Änderungen in der Außenwelt. Anders formuliert, wird mit Homöostase die Aufrechterhaltung des

Gleichgewichts eines offenen dynamischen Systems durch innere Regelprozesse gemeint, wobei die Grenze eine entscheidende Rolle spielt. Um die Homöostase immer wieder herstellen zu können, ist die Regulierung des Austausches zwischen Innen- und Außenwelt von überlebenswichtiger Bedeutung.

Die Regulierung des Austausches zwischen dem psychisch-seelischen Innenraum und der mentalen Außenwelt ist abhängig von einer gut funktionierenden und kraftvollen Abgrenzung. Dabei spielt der Schutz vor belastenden, destruktiven und hemmenden Bildern, Erfahrungen, Gefühlen, Ansichten, Aufgaben und Verantwortung (BEGAAV-Elemente) eine lebensnotwendige Rolle. Das Zusammenwirken dieser sechs Elemente ist für das fragile intrapsychische Gleichgewicht von wesentlicher Bedeutsamkeit. Jede Belastung, Überforderung oder Blockierung führt zu einer psychischen Dysbalance, die jedes Mal von neuem ausgeglichen werden muss. Andererseits sorgt die Aufnahme von freudvollen, inspirierenden, kraftvollen und stärkenden Bildern, Erfahrungen, Gefühlen und Ansichten nicht nur für einen möglichen Ausgleich, sondern liefert vor allem den Brennstoff für die fortwährend sich anpassende Homöostase. In meinen bisherigen Publikationen wird immer wieder die Metapher des Gartens für die Innenwelt benutzt. Wie subtil das Zusammenspiel der verschiedenen lebenden Bewohner eines Gartens sein muss, um zu wunderbaren Obstfrüchten heranreifen zu können und zu prächtig blühenden Blumen heranzuwachsen, ist dem Wunder des psychisch-seelischen Innenraums ähnlich. Nur dass der menschliche Körper und vor allem das menschliche Gehirn wahrscheinlich noch um einiges komplizierter ist. Durchlässige und dysfunktionale Ich-Grenzen führen zu psychischen Erkrankungen. Wenn Kinder zu weisen Gärtnern heranwachsen dürfen, kann ihnen viel Leid erspart und Lebensfreude geschenkt werden.

Die 3-DGV ermöglicht es, entscheidende biografische Momente aufzuspüren und heilende Prozesse in Gang zu setzen. Bei den hunderten 3-DGVs, die ich bis jetzt durchgeführt habe, finden diese sichtbar geworden Dynamiken praktisch immer auf der horizontalen Ebene statt. Das heißt, die Holzfiguren bewegen sich auf dem Tisch, auf welchem das Ich-Grenzbild dargestellt wurde. Oft sind mehrere Figuren respektive Personen beteiligt und es zeigt sich beispielsweise, dass der Vater oder die Mutter bei der Entstehung von pathologischen oder gesunden Grenzmechanismen eine entscheidende Rolle gespielt hat. Die Einsicht in diese ursprünglich zwischenmenschlichen, unbewusst ablaufenden Mechanismen ermöglicht bewusste und trainierbare Veränderungen. Anders formuliert: Der Patient erhält durch die neuen Erkenntnisse Werkzeuge, mit welchen er bewusst krank machende oder stabilisierende Muster ändern respektive stärken kann.

Wie gesagt, fast immer bleibt die Holzfigur mit den Füßen am Boden. Selten möchte die Person mit ihrer Figur abheben oder fliegt, ohne es zu realisieren, über den Gartenzaun. Es waren jedoch genau diese seltenen Augenblicke, die in letzter Zeit zunehmend mein Interesse geweckt haben. Welche Konstellationen führen zu einer Aufwärtsbewegung? Was geschieht, wenn die Person ihre Figur nach oben bewegt, vor allem, wenn es keinen sichtbaren Anlass dafür gibt?

Das vorliegende Buch handelt genau von dieser Aufwärtsbewegung, von den Ursache-Dynamiken, von den Änderungen, die den Verbleib in höhere Sphären auslösen, von Bewegungswünschen und Gefühlen. Wir werden sehen, dass die eigene Aufwärtsbewegung viel wichtiger ist, als dies uns im alltäglichen Leben bewusst ist. Zwischenmenschliche Konflikte und berufliche Herausforderungen fordern uns oft dermaßen stark heraus, dass die vertikale Dimension kaum wahr- und ernstgenommen wird.

> Eine Umfrage der Associated Press im Jahr 2011 ergab, dass 77 Prozent der Amerikaner an Engel glauben. Die Muslime sollen an sie glauben. Römisch-katholische Christen glauben traditionell, dass jeder Mensch einen persönlichen Schutzengel hat. Das sind eine Menge Flügel, die unsichtbar und unhörbar um uns herumflattern. Nach den Geschichten von »Tausendundeiner Nacht« brauchte man sich auf einem fliegenden Teppich nur ein Ziel zu wünschen, um sofort dorthin gebracht zu werden. Der mythische König Salomon hatte einen Teppich aus glänzender Seide, der groß genug war, um 40 000 Menschen zu transportieren. Die griechischen Mythen erzählen von Pegasus, einem strahlend weißen Pferd mit Flügeln, das der Held Bellerophon auf seiner Mission, die monströse Chimäre zu besiegen, mit sich führte. Muslime glauben, dass der Prophet Mohammed eine »Nachtreise« auf einem fliegenden Pferd unternahm. Er jagte den Buraq, ein pferdeähnliches Wesen mit Flügeln, das gewöhnlich mit einem menschlichen Gesicht dargestellt wird, von Mekka nach Jerusalem, wie die Zentauren der griechischen Mythologie. Man sagt, dass Hexen auf Besen durch die Luft fliegen, und seit kurzem gehört auch Harry Potter zu ihnen. Der amerikanische Weihnachtsmann und seine Rentiere rasen hoch über dem Dezemberschnee von Schornstein zu Schornstein. Meditierende Gurus und Fakire verwenden Tricks, um ihre Behauptung zu untermauern, sie würden im Lotussitz über dem Boden schweben.
> (Dawkins u. Lenzova 2021, S. 14–17; Übs. d. A.)

In der christlichen Tradition spielte die höhere Warte, der Gott, der von oben auf uns herunterblickte, eine starke Rolle. Die vertikale Ebene hat sich vom christlichen Glauben gelöst und ist durch technischen Fortschritt ersetzt worden. Ferngesteuerte Drohnen im Kriegseinsatz, Satelliten, die zur Massenkommunikation und Überwachung ins Weltall geschickt werden, und Raketen, die zum Mars oder noch weiter entfernten Himmelskörpern unterwegs sind, dienen dem Stillen unserer Neugier und der sogenannten nationalen Sicherheit. Die alltäglichen, uralten Verbindungen zwischen dem Menschen unten und der Welt oben sind schon lange irrelevant, von den Unterweltsphären ganz zu schweigen. Ist »Vom Loslassen und Aufsteigen« ein esoterisches Buch, in dem ich mich als Autor des Werkes nach religiösen Zeiten sehne? Nein, das Buch hat nichts mit Esoterik zu tun. Es berichtet von neun Sitzungen, in welcher die Teilnehmer erzählen, was sie im Augenblick erleben, empfinden, sehen und hören, wenn sie eine zehn Zentimeter große Holzfigur langsam nach oben bewegen. Die Beispiele zeigen, dass da oben ein antwortendes, ein entgegenkommendes, ein verstehendes Etwas ist, welches der Soziologe Rosa »die vertikale Resonanzachse« nennt (Rosa 2016). Das

Erstaunliche, wovon die Teilnehmer berichten, wirft Fragen auf, die wir gerne beantworten und erklären möchten. Wir Menschen neigen dazu, alles verstehen und begründen zu wollen, Kausalitäten und Zusammenhänge zu finden, um logisch legitimierte Modelle entwickeln zu können.

Wir werden uns in den nächsten Kapiteln nicht nur auf eine besondere Art mit dem Loslassen und Aufsteigen auseinandersetzen, sondern auch die Reise in die Erde, ins Unterirdische genauer untersuchen.

In jedem Nachwort wird ein Thema kurz beleuchtet und mit wenigen Worten ein Denkanstoß gegeben. Die ausgewählten Themen zeigen zum einen den Reichtum der vertikalen Bewegungserfahrungen, die wir Menschen im Verlauf von tausenden Jahren gesammelt haben, und zum anderen die Hilflosigkeit, mit der wir versuchen, das Stattgefundene zu deuten und zu erklären. Forscher zögern, sich diesen Themen anzunähern, aus Angst, als unseriös und unwissenschaftlich dazustehen. Die fehlende wissenschaftliche Unterbauung macht es schwierig, zu den vertikalen 3-DGVs (in welcher die Holzfigur sich auf der vertikalen Achse bewegt und im Weiteren VK 3-DGV genannt) harte Fakten und Zahlen bringen zu können, was wahrscheinlich genau das Spezifische dieser Arbeit aufzeigt, nämlich, dass sie nicht mit einem rationalen Weltverständnis einzufangen ist.

Ich habe mich bewusst dafür entschieden, die Literatur nur punktuell miteinzubeziehen. Die erwähnte Literatur und die zitierten Autoren wurden als Farbpunkte eingesetzt und sollen den Leser dazu inspirieren, sich mit den dargestellten vertikalen Bewegungserfahrungen auf eigene Art und Weise auseinanderzusetzen. Eine einigermaßen vollständige Literaturübersicht würde den Rahmen eindeutig sprengen. Vielleicht werden manche Leser ermuntert, über ihre eigenen außergewöhnlichen Erfahrungen zu berichten und sich darüber mit anderen auszutauschen.

Jedes Kapitel endet mit ein paar direkt an Sie, den Leser, gerichtete Fragen. Versuchen Sie sich auf die Fragen einzulassen. Einige sind einfach und fördern die Selbstreflexion, andere sind schwieriger, brauchen mehr Zeit und Introspektion, und vielleicht gibt es wenige Fragen, die Sie mit Skepsis lesen und gar nicht beantworten möchten. Sie können die Fragen auch Ihrem Partner und oder Ihren Kindern vorlegen. Zudem werden am Ende des Kapitels einige Anregungen für den Therapiealltag gegeben. Lassen Sie sich inspirieren und tauschen Sie sich mit Ihren Kollegen darüber, zum Beispiel in Intervisionen, aus.

Die vertikale 3-dimensionale Grenzvisualisierung sollte unter Führung eines erfahrenen und achtsamen Therapeuten angeleitet werden, am besten durch einen Psychotherapeuten, der in der Ich-Grenzbewussteinsmethode ausgebildet wurde. Die Übung, die im Nachtrag von Grace beschrieben wird (Seite 155 f.), ist nicht geeignet für Menschen, die emotional instabil oder psychoseanfällig sind. Lassen Sie sich beim Lesen der vertikalen 3-DGV mitnehmen, fühlen Sie mit dem Teilnehmer mit, leben Sie sich in ihre Position ein, assoziieren Sie, lassen Sie eigene Erinnerungen und Bilder hochkommen, ohne Sie zu verurteilen oder zu fürchten, stimmen Sie Ihren Gefühlen zu. Lesen Sie langsam und nehmen Sie sich nach beenden eines Kapitels Zeit, das Gelesene mit Neugier, Gelassenheit und einer gesunden Portion Kritik zu verdauen.

Aus Gründen der besseren Lesbarkeit wird bei Personenbezeichnungen und personenbezogenen Hauptwörtern in diesem Buch die männliche Form verwendet. Entsprechende Begriffe gelten im Sinne der Gleichbehandlung grundsätzlich für alle Geschlechter. Die verkürzte Sprachform hat nur redaktionelle Gründe und beinhaltet keine Wertung.

Am Ende der Einleitung wünsche ich allen Lesern viel Vergnügen, Überraschungen, neue Einsichten und Inspiration. Möchten Sie mehr wissen und erfahren oder wollen Sie mir eine Rückmeldung geben oder eine Frage stellen, dann nehmen Sie über die Website www.horizologie.ch oder meine E-Mail-Adresse (info@horizologie.ch) mit mir Kontakt auf.

Danksagung

Fünf der neun Sitzungen wurden in den Niederlanden in Laren in der Praxis von Brigitta Derksen an zwei nicht aufeinander folgenden Tagen aufgezeichnet. Brigitta stellte nicht nur ihren Raum für die Aufnahmen zur Verfügung, sondern organisierte auch das Video-Equipment. Radjani Edel, die Leiterin des niederländischen Zentrums für Ich-Grenzbewusstsein übernahm im Vorfeld die ganze Organisation und gab mit Ihrem Wissen und Erfahrung wichtige inhaltliche Impulse. In der Schweiz durfte ich in den Praxisräumlichkeiten von Jacqueline Buchli in Basel weitere vertikale 3-DGVs aufnehmen und Anne Potterat stellte sich als Kamerafrau zur Verfügung. Allen gilt mein herzlicher Dank.

Bevor die ersten Video-Aufnahmen gedreht wurden, fanden sowohl in den Niederlanden als auch in der Schweiz Workshops statt, in welchen ausgebildete Self-Boundary-Awareness (SBA)-Coaches und Counselors eine vertikale 3-DGV offen und präzise durchführten und miteinander besprachen. Hierbei auch mein Dank an die Workshop-Teilnehmer für ihre anregenden Beiträge und Rückmeldungen.

Die meisten Teilnehmer haben die Masterclass 1 bis 3 der SBA-Ausbildung durchlaufen und waren mit der Arbeit der Ich-Grenze und den Hölzchen und der Holzfigur bekannt. Eine wichtige Bedingung für die Teilnahme war, dass sie noch keine Erfahrungen mit der vertikalen 3-DGV gemacht hatten. So konnte jeder unbeschwert Neuland betreten. Alle Teilnehmer gaben ihr Einverständnis, das Aufnahmematerial zur Veröffentlichung zur Verfügung zu stellen, einige mit Erlaubnis ihre Namen und auch ihre Fotos zur Illustration benützen zu dürfen. Andere bevorzugten anonym zu bleiben, was in den Abbildungen ersichtlich ist. Alle haben die Transkription der Video-Aufnahmen gelesen und die hier vorliegende Version gutgeheißen. Meinen großen Dank gilt Martijn, Joke, Brigitta, Susanne, Katinka, Amelie, Philipp, Grace und Ko. Ohne sie wäre dieses Buch nicht zustande gekommen. Gerne möchte ich auch Lisa Schiess und Stella Voegtli meinen großen Dank aussprechen für die präzisen Textkorrekturen sowie Jacqueline Buchli und Michaela Jordi für die wertvolle inhaltliche Anregungen.

Inhalt

1 Martijn

M = Martijn; K = Klaus

K: Anschließend werden Sie auf dem Tisch Ihre persönliche psychische Grenze mit Kapla-Hölzchen darstellen. Sie tun dies so, dass es schematisch für Sie richtig ist, also ohne zu viel Details. Wenn Sie damit fertig sind, werden wir sehen, wohin uns die heutige Reise führt. Ich erlaube mir, jede Frage zu stellen, die ich zu einem bestimmten Zeitpunkt für wichtig halte, und Sie erlauben sich dann »nein« zu sagen oder »Ich will diese Frage nicht beantworten«. Wahrscheinlich werden wir beide merken, wann die heutige Reise zu Ende geht, und sobald Sie früher aufhören möchten, teilen Sie mir das bitte mit. Dasselbe gilt für mich, falls ich aus irgendeinem Grund die Erforschung der vertikalen Ebene beenden möchte, werde ich das Ihnen sagen. Ist das für Sie in Ordnung?

M: Ja.

K: Sie können jetzt mit dem Bau Ihrer Ich-Grenze beginnen.

M stellt die Abgrenzung seines Innenraums mit den Kapla-Hölzchen dar. Seine Holzfigur befindet sich außerhalb seines Raumes in der linken Ecke des Tisches (→ Abb. 1-1).

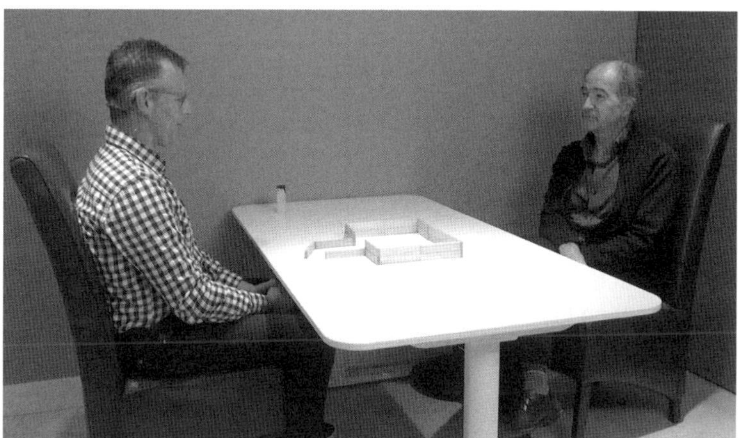

Abb. 1-1

K: Stimmt es so?
M: Ja.
K: Ich werde nun etwas sagen. Schauen Sie mal, ob Sie ganz langsam darauf reagieren können. Ist das in Ordnung?
M: Das ist okay.

K zeigt auf die Figur von M.

K: Sie stehen da.
M: Das ist richtig.
K: Was passiert, wenn ich das sage?
M: Ich warte darauf, dass Sie mich bitten, die Figur in meinen Raum zu stellen. Ich habe die Figur unbewusst dort gelassen.
K: Ist es in Ordnung, wenn ich das, was Sie sagen, so übersetze wie ich es wahrnehme?
M: Ja.
K: Ich nehme das so wahr, als ob Sie von mir die Erlaubnis bräuchten mit Ihrer Figur in Ihren Innenraum gehen zu dürfen.
M: Ja, das stimmt.
K: Ist das so?
M: Nein, nicht wirklich.
K: Ich glaube auch nicht, dass Sie von mir Erlaubnis brauchten, auch nicht in diesem Umfeld.

M nimmt seine Figur und fliegt sie in seinen Raum.
K unterbricht ihn.

K: Das geht sehr schnell. Schauen Sie zuerst von dort zu Ihrem Raum, ist das gut?

M stellt seine Figur zurück, dreht sie ein wenig und richtet sie auf seinen Raum.

K: Wie ist das?
M: Weit weg.
K: Wie ist es, dass es niemanden gibt, der Ihnen Erlaubnis geben muss, in Ihren eigenen inneren Garten zu gehen?
M: Vielleicht habe ich es auch falsch verstanden.
K: Möchten Sie in Ihren eigenen Raum gehen?
M: Ich würde gerne dort sein.
K: Aber Sie haben das Gefühl, dass jemand grünes Licht geben muss, um hineinzugehen?
M: Im Moment schon.
K: Kommt Ihnen das bekannt vor?
M: Ja.

K: Wie ist es für Sie, zu hören, dass dies nicht notwendig ist oder war, nicht jetzt, nicht in der Vergangenheit und auch nicht in der Zukunft?

M: Konfrontierend. Dann kommen Gedanken und Gefühle aus der Vergangenheit. Als ich jung war, musste ich um Erlaubnis bitten. So habe ich es gelernt.

K: Sie wollten in Ihre Innenwelt gehen und jemand hat Ihnen gesagt, Sie müssen warten?

M: Vielleicht wusste ich auch nicht bewusst, dass ich eine eigene Innenwelt habe.

K: Wir wissen das wahrscheinlich schon, vielleicht nicht bewusst, aber irgendwie unbewusst.

M: In der Familie war die Aufmerksamkeit immer auf die andere Person gerichtet.

K: Erst der andere und dann Sie?

M: Ja.

K: Wenn Sie sich an diese Regeln gehalten haben, ging vielleicht die Ampel auf Grün?

M: Ja, genau.

K: Jetzt gibt es keine andere Person, auf die Sie Ihre Aufmerksamkeit richten müssen. Sie müssen sich hier an nichts halten. Wie ist das?

M: An sich gut, ein bisschen verwirrend.

K: Was verwirrt Sie?

M: Dass meine Aufmerksamkeit gerade zwischen meinem Raum und der Figur da draußen hin- und herpendelt. Das macht mich unruhig.

K: Was würden Sie gerne tun, wenn Sie dort draußen stehen?

M: Ich möchte so schnell wie möglich in meinen Raum gehen.

K: Ich schlage vor, dass Sie das tun, aber langsam, um zu sehen, was Sie unterwegs wahrnehmen. Ist das gut?

M: Ja.

M bewegt seine Figur langsam zum Eingang seines Raumes. Als er ungefähr auf halbem Weg ist, stellt K eine Frage.

K: Können Sie sagen, was Sie bisher erlebt haben?

M: Das fühlt sich viel angenehmer an. Ich kann jetzt alles sehen, ohne meinen Kopf drehen zu müssen. Auch die Entfernung zu meinem Raum ist jetzt natürlicher.

M bewegt seine Figur langsam.

M: Ich stelle fest, dass sich das Tor nach links statt nach rechts öffnen sollte.

K: Möchten Sie das ändern?

M: Ja. (→ Abb. 1-2)

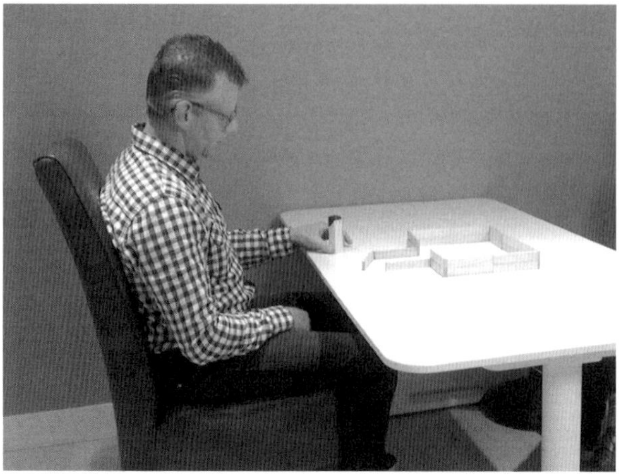

Abb. 1-2

M führt seine Holzfigur durch die Türöffnung nach innen, schließt die Tür hinter sich und stellt die Figur in die Mitte des Hauptraumes (→ Abb. 1-3).

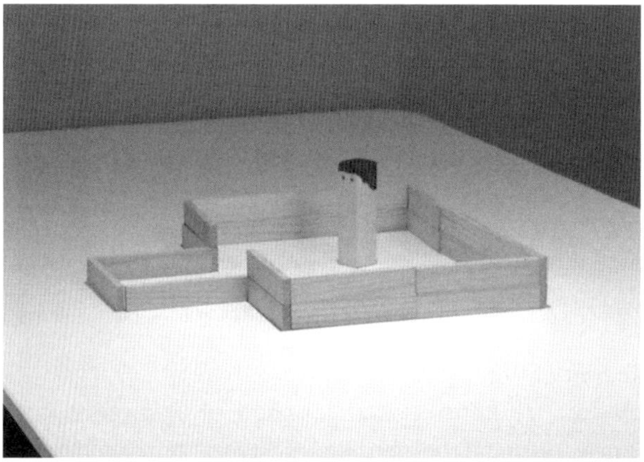

Abb. 1-3

K: Wie ist das?
M: Ruhig.
K: Sie nehmen die Ruhe körperlich wahr?
M: Ja.
K: Wo nehmen Sie dies wahr?
M: Draußen hatte ich Empfindungen im Zwerchfell, jetzt kann ich tief durchatmen.
K: Beim Eingang haben Sie eine Art Vorportal, was ist das genau?
M: Es bildet den Auftakt nach außen.
K: Spüren Sie jetzt einen Bewegungsimpuls?

M: Nein, es ist übersichtlich so.
K: Sie stehen mit beiden Beinen auf dem Boden?
M: Mit meiner Figur tue ich das, wie ich hier gerade sitze eher nicht. Ich sitze selten so.
K: Was ist Besonders daran?
M: Für mich ist das eine unnatürliche Haltung.
K: Wo schauen Sie mit Ihrer Figur hin?
M: Ich schaue auf das Vorportal.
K: Wenn Sie sich 360 Grad umschauen würden, würde Ihr Blick irgendwo hängen bleiben?
M: Meine Aufmerksamkeit richtet sich auf die Kante des Zauns, links neben dem Vorportal.
K: Sollen wir etwas versuchen?
M: Ja.
K: Sie stellen sich vor, Sie seien die Figur, und Sie schauen zuerst auf Ihre Füße, den Boden und bewegen dann langsam Ihren Blick nach oben.
M: Das ist in Ordnung.

Nach einem Schweigen:

M: Dann neige ich dazu, den Zaun höher machen zu wollen.
K: Im Vorgespräch haben wir besprochen, dass wir die vertikale Dimension erforschen wollen. Ich schlage vor, dass Sie Ihre Figur in die Hand nehmen und langsam mit ihr nach oben gehen und schauen, was Sie dabei beobachten. Ist das in Ordnung?
M: Ja.

M bewegt seine Figur langsam nach oben (→ Abb. 1-4).

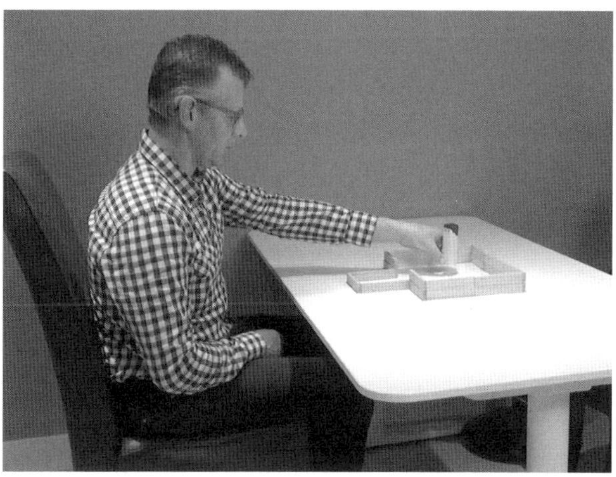

Abb. 1-4

K: Was geschieht jetzt?
M: Als ob ich den Kontakt mit meiner Innenwelt loslassen müsste.
K: Wie ist das?
M: Ich würde lieber unten bleiben, ich nehme das im Magenbereich wahr.
K: Waren Sie schon einmal auf dieser Höhe?
M: Ich habe während meines Trainings Dissoziationsübungen gemacht. (Hiermit sind Übungen gemeint, die die Verbindung zu den eigenen Gefühlen unterbrechen.) Ich weiß nicht, ob ich das damit vergleichen kann. Während der Dissoziationsübungen erinnerte ich mich an mehrere Ereignisse.
K: An welche Ereignisse erinnerten Sie sich? Können Sie ein Beispiel geben?
M: Es könnte ein unangenehmes oder auch ein dramatisches Ereignis sein.
K: Sie kamen damals während der Übung mit einem unangenehmen Ereignis in Kontakt und nahmen ein ähnliches Gefühl wie jetzt wahr?
M: Ja, aber ich habe dabei meinen inneren Garten nicht gesehen.
K: Würden Sie das jetzt dissoziieren nennen, wenn Sie nach oben gehen?
M: Es fühlt sich an, als würde ich meinen Raum verlassen.
K: Am Anfang der jetzigen Visualisierung standen Sie mit Ihrer Figur außen vor Ihrem Innenraum, war das anders?
M: Ich bin jetzt näher an meiner Innenwelt, als ich es am Anfang war.
K: Möchten Sie versuchen, noch höher zu gehen?
M: Ja.

M geht mit seiner Figur weiter nach oben (→Abb. 1-5).

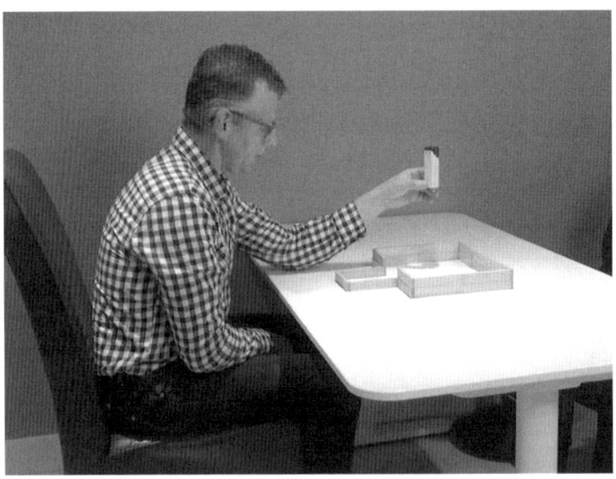

Abb. 1-5

K: Wie ist das?
M: Von dieser Höhe aus kann ich mehrere Gärten sehen und ich sehe auch Menschen, die auf gleicher Höhe mit mir sind.

K: Sehen Sie jemanden, den Sie kennen?
M: Nein.
K: Wie ist das, diese Menschen zu sehen?
M: Das ist in Ordnung.
K: Haben Sie aus dieser Höhe Kontakt zu ihnen?
M: Ich habe Kontakt zu ihnen, ich fühle eine Verbindung, eine Ebenbürtigkeit.
K: Kennen Sie diese Art von Kontakt?
M: Ja.
K: Sie schauen auf Menschen auf gleicher Höhe und nicht auf die Menschen unten?
M: Nein, darauf konzentriere ich mich im Moment nicht.
K: Können Sie Ihren eigenen inneren Garten sehen?
M: Ja.
K: Wie ist das?
M: An sich gut, aber seit etwa fünf Minuten scheint mir mein Garten kleiner geworden zu sein.
K: Wie klein ist Ihr Innenraum jetzt?
M: Es scheint, als ob der Raum geschrumpft ist.
K: Können Sie von hier oben Ihren Innenraum wieder größer machen?
M: Nein, auf dem Boden war der Raum bereits geschrumpft.
K: Möchten Sie noch höher gehen?
M: Ich möchte es versuchen.

M geht mit seiner Figur noch weiter nach oben (→ Abb. 1-6).

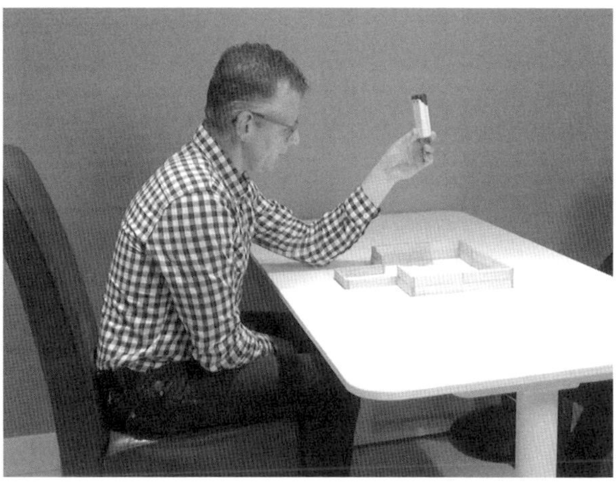

Abb. 1-6

K: Ist es dort anders?
M: Mein erstes Gefühl ist, dass ich nicht höher gehen will, das ist hoch genug. Jetzt muss ich aufpassen, dass ich nicht wegfliege.

K: Bedeutet Wegfliegen, zur Seite oder nach oben zu gehen?

M: Beides wäre möglich.

K: Warum möchten Sie nicht höher hinaus?

M: Ich würde gerne noch eine Weile auf dieser Höhe bleiben und dann sehen, ob ich noch weiter gehen möchte. Es sollte sicher sein.

K: Mit sicher meinen Sie, dass Sie nicht wegdriften?

M: Ja.

K: Wenn Sie wollen, können Sie eine Weile hier bleiben und dann entscheiden, ob Sie weiter nach oben gehen wollen.

M: Ja.

Nach einem Schweigen bewegt M seine Figur noch weiter nach oben.

K: Was geschieht jetzt?

M: Ich habe das gleiche Gefühl wie am Anfang, als ich in der Ecke des Tisches stand. Ich habe meinen Garten und meine Figur nicht gleichzeitig in meinem Blickfeld.

K: Gibt es Menschen auf dieser Höhe?

M: Ja, aber weiter weg. Ich schaue jetzt in den rechten hinteren Teil des Zimmers. Ich schaue weiter als vorher, als ich die Menschen in ihren Gärten auf dem Tisch sah.

K: Kennen Sie jemanden?

M: Menschen aus der Vergangenheit, die ich schon lange nicht mehr gesehen habe und die weit weg sind.

K: Sie sind noch am Leben?

M: Ich sehe meinen Vater, er lebt nicht mehr.

K: Wie lange ist es her, dass Ihr Vater gestorben ist?

M: 2004.

K: Sieht er Sie auch?

M: Ich weiß es nicht, ob er mich aus dieser großen Entfernung wiedererkennt.

K: Möchten Sie ihn rufen oder mit ihm sprechen?

M: Nein, jetzt nicht.

K: Ist er auf der gleichen Ebene wie Sie?

M: Ziemlich genau. Ich orientiere mich gerade.

K: Das hier ist eine andere Dimension?

M: Ja. Wo ich jetzt bin, kann ich absichtlich hingehen.

K: Ja.

M: Wo ich wählen kann, auf welcher Höhe ich sein möchte.

K: Ja. Könnten Sie auf dieser Höhe zu Ihrem Vater gehen?

M: Ich glaube schon.

Nach einem Schweigen:

K: Am Anfang, als Sie ein bisschen hochgegangen sind, hatten Sie ein unangenehmes Gefühl im Magen, wie ist das jetzt?

M: Ich fühle mich hier wohl.
K: Mussten Sie eine Art Schwelle überschreiten?
M: Ja. Zur Orientierung schaue ich auch, ob ich die anderen Gärten noch sehen kann.
K: Bietet der eigene Garten nicht genug Orientierung?
M: Ja, dafür brauche ich die anderen Gärten nicht.

Nach einem Schweigen:

K: Was geschieht jetzt?
M: Ich würde gerne wieder nach unten gehen.
K: Ich wollte gerade fragen, ob Sie noch höher gehen wollen.
M: Das macht mich neugierig.
K: Spüren Sie in der gegenwärtigen Höhe Neugierde?
M: Ja, sie ist immer noch da. Dann müsste ich wahrscheinlich aufstehen.

M steht auf und indem er seinen Arm streckt, bewegt er seine Figur noch höher.

M: Das geht zu weit nach oben.
K: Was nehmen Sie wahr?
M: Ich kann meinen eigenen Raum kaum noch sehen.
K: Ihren Vater, können Sie ihn noch sehen?
M: Nein, er ist auf einer anderen Höhe.
K: Waren Sie schon einmal auf dieser Höhe?
M: Nein. Es sieht ein bisschen wie ein Weltraumfoto aus. Irgendwo auf dem Globus ist mein Garten.

M setzt sich wieder hin. Seine Figur ist jetzt auf etwa 40 cm Höhe.

M: Auf und ab zu gehen ist anstrengend.
K: Wie merken Sie das?
M: Ich bin müde, ich fühle einen Druck auf meiner Brust. Ich möchte wieder ganz hinunter in meinen eigenen Raum gehen.

M bewegt seine Figur zurück in seinen Raum und nimmt einen Schluck Wasser.

K: Auf der Erde haben Sie wieder irdische Bedürfnisse, zum Beispiel einen Schluck Wasser zu trinken.
M: Ja.
K: Die Astronauten, die zum ersten Mal zum Mond flogen, fragten sich, ob sie jemals wieder zur Erde zurückkehren würden. Stellten Sie sich diese Frage auch?
M: Nein, die Frage kam nicht, es war für mich offensichtlich, dass ich die Kontrolle habe.
K: War es das wert?

M: Ich denke, das war es wert. Ich finde es auch interessant, was ich gesehen habe.

K: Was würden Sie einer anderen Person unten über Ihre Erfahrungen erzählen?

M: Es hängt davon ab zu wem, welche Beziehung ich zu der anderen Person habe. Jemanden zu bitten mit mir nach oben zu gehen hängt vom Kontext ab.

K: Hier gibt es nur uns beide. Bin ich mit Ihnen nach oben gegangen oder bin ich unten geblieben?

M: Sie sind unten geblieben. Ich kann mir vorstellen, dass ich in Zukunft selbst entscheiden kann, ob und wie hoch ich nach oben gehen will.

K: Möchten Sie jetzt noch unter die Erde gehen?

M: Ja.

K: Haben Sie das schon einmal gemacht?

M: Ich habe in der Vergangenheit buchstäblich eine Menge gegraben.

K: Das kann ich mir nicht vorstellen.

M: Wörtlich gegraben, in Gärten Teiche angelegt.

K: An dies erinnern Sie sich jetzt?

M: Ja.

K: Und Sie waren dabei so tief, dass Ihr Kopf unter der Erdoberfläche war?

M: Einige Mal war es so. Ich sah viele kleine Lebewesen in der Erde.

K: Sie können jetzt noch tiefer hinunter gehen als damals.

M: Dieser Gedanke gefällt mir nicht.

K: Warum nicht?

M: Wenn ich mich umschaue, dann sehe ich nur die Erde, und ich muss aufschauen, um ein wenig Licht zu sehen. Entscheidend ist der Durchmesser der Bohrung.

K: Sie könnten einen unterirdischen Raum oder Saal einrichten.

M: Mich interessieren unterirdische Räume nicht. Im Vergleich zum Aufstieg fühlt es sich nicht wie eine Herausforderung an.

K: Es wäre eine Gelegenheit, eine Etage tiefer zu gehen, ohne sich die Hände schmutzig machen zu müssen.

M: Der Raum könnte einstürzen.

K: Ist das tiefer gehen mit Angst verbunden?

M: Ja.

K: So wie Kohleminen einstürzen könnten?

Nach einem Schweigen:

K: Schamanen machen das, sie nehmen Sie mit auf eine Reise nach unten. Haben Sie das schon einmal gemacht?

M: Nein. Ich glaube, dass ist anders als es physisch zu erleben.

K: Würde es jetzt physisch sein?

M: Nein. Für mich besteht der Unterschied darin, ob ich senkrecht nach unten gehe oder langsam schräg nach unten.

K: Können Sie jetzt in Ihrer Vorstellung einen breiten, langsam absteigenden Korridor graben?

M: Ich will keinen Tunnel unter meinem Garten bauen, er könnte einstürzen und vielleicht treffe ich einen anderen Tunnelbauer.

K: Unter Ihrem Garten?

M: Ja, ich weiß es nicht oder vielleicht treffe ich ihn außerhalb meines Raumes.

K: Gibt es jetzt jemanden, der einen Tunnel unter Ihrem Raum gräbt?

M: Nein, nicht jetzt. Es fühlt sich nicht gut an. Ich finde es viel verwirrender, einen Tunnel zu graben, als abzuheben.

K: Wie würden Sie Ihre Verwirrung beschreiben, mit Widerstand, Unsicherheit?

M: Beides und mit Angst vor dem Einstürzen.

K: Das ist natürlich nur eine Holzfigur.

M: Aber wenn ich es mir vorstelle, ist es anders.

K: Die Schweiz hat vor einigen Jahren einen neuen Gotthardtunnel gegraben. Sie begannen auf beiden Seiten und trafen einige Zentimeter von der berechneten Stelle entfernt aufeinander. Stellen Sie sich vor, ich als Schweizer Tunnelbauer beginne hier hinten zu graben und Sie fangen an, in Ihrem Garten zu graben. Dann besteht eine gute Chance, dass wir uns im Untergrund treffen.

M: Ich stimme zu.

K: Sie merken, ich versuche es für Sie attraktiv zu machen, aber es gelingt mir nicht (beide lachen).

M bringt seine Figur zurück in die Mitte seines Raumes.

K: Wie geht es Ihnen, wenn wir wahrscheinlich am Ende der vertikalen Bewegung angelangt sind?

M: Ich fand es intensiv.

K: Möchten Sie noch etwas sagen?

M: Ich fand es sehr interessant. Mein Innenraum ist irgendwie klein ausgefallen. Es ist schön, meinen Garten von oben zu sehen, aus einer anderen Perspektive, und dass ich, wenn ich nach oben gehe, die Höhe selbst bestimmen kann. Ich hatte zum Beispiel kein Bedürfnis in fremde Gärten zu schauen. Ich danke Ihnen.

K: Gern geschehen, ich danke Ihnen auch. Ich räume nachher die Hölzchen und die Figur auf.

Nachtrag Martijn

Das Anfangsbild, die Darstellung des unbewussten eigenen Ich-Grenzbildes zeigt, wie wir mit unserer direkten Umwelt verbunden und gleichzeitig von ihr getrennt sind. Dies ist wichtig in Bezug auf die zwischenmenschlichen Dynamiken und auch auf eine ganze Reihe von unterschiedlichen interpersonellen mentalen Zuständen. Abhängig von dem Aufmerksamkeitsstandort und der Blickrichtung können wir u.a. achtsame Introspektion, Mitgefühl, kognitive Selbstwahrnehmung, Theory of Mind und Empathie voneinander unterscheiden (Blaser 2012, 2020).

Nachdem Martijn sich die Erlaubnis gegeben hat, seinem Impuls zu folgen, will er mit seiner Figur in seinen mentalen Innenraum gehen. Während seiner vertikalen 3-dimensionalen Grenzvisualisierung (VK-3-DGV) zeigen sich mehrere Momente, in welchen sich ein Bewegungswunsch oder ein Bewegungswiderstand erkennbar machen. Beispielsweise sagt er, wenn er erstmals seine Figur vom Tisch hebt und eine Aufwärtsbewegung macht: »Ich möchte lieber unten bleiben.« Etwas später bemerkt er, dass er nicht noch höher gehen will und Zeit braucht, ein weiteres Aufwärtsgehen zu überprüfen. Die gleiche Frage löst anschließend Neugier aus, und er folgt der Aufwärtsbewegung. Es gibt noch mehrere Momente, in welchen Martijn klar wahrnimmt, ob er am erreichten Ort verweilen möchte oder eine weitere Bewegung mit seiner Figur machen möchte.

Diese Momente sind für mich eine der faszinierendsten Aspekte dieser Arbeit. Wie ist es möglich, dass wir uns mit einer zehn Zentimeter hohen Holzfigur verbinden oder sogar identifizieren können? Unsere Körperwahrnehmung ist diesbezüglich richtungsbestimmend. Es gibt in der Sitzung mit Martijn mehrere Sequenzen, in denen seine Körperempfindung direkt angesprochen wird, zum Beispiel wenn er diese beschreibt oder über seine Gefühle berichtet. Er nimmt beispielsweise im Verlauf des Prozesses eine Müdigkeit wahr, einen Druck auf der Brust, und will wieder hinuntergehen. Am Anfang der VK 3-DGV spürt er eine Unruhe und eine vorübergehende Verwirrung und kurz danach die Erleichterung, wieder tief durchatmen zu können. In Martijns VK 3-DGV und in den VK 3-DGVs, die folgen werden, gibt es viele Augenblicke, in welchen es sichtbar und spürbar wird, dass ein starkes Gefühl manifest wird, während der Teilnehmer die Figur bewegt.

Wie ist es möglich, dass eine einfache kleine Holzfigur und ein mit Hölzchen dargestelltes Bild das Potenzial hat, uns mit unseren inneren Bildern, Erfahrungen und Gefühlen in Kontakt zu bringen? Es ist ein Spezifikum der westlichen Moderne, dass Sie in der kognitiven Organisation Ihrer Weltbeziehungen den »Dingen«, das heißt den nichtmenschlichen oder nichttierischen Objekten, keine Resonanzqualitäten zuschreiben. Andere als kausale oder instrumentelle Wechselwirkungen mit unbelebten Gegenständen sind im aufklärerisch-rationalen Weltverständnis nicht vorgesehen, sie sind nicht einmal konsistent denkbar (Rosa 2016). Zur Resonanzfähigkeit mit nicht lebenden Gegenständen bildet die Kunst ein gutes Beispiel. Die Musik, die Malerei, die Literatur, die Filmkunst, sogar der Sport sind alle imstande, unsere Aufmerksamkeit auf ein Objekt und gleichzeitig auf innere Prozesse zu lenken. In der Arbeit mit der 3-DGV können wir diese sogenannte diagonale Resonanz (Rosa 2016) zwischen der Holzfigur und der dargestellten Innenwelt und den Klienten in der Gegenwart sichtbar machen, mitverfolgen und untersuchen. Ein therapeutisches Anliegen, zum Beispiel eine traumatische Erfahrung anschauen zu wollen, kann mit wenigen Mitteln (ein paar Hölzchen und einer Holzfigur) auf einer tiefen Ebene im jetzt erforscht werden. Es würde hier zu weit führen, auf die 3-DGV-Methode in der Trauma-Arbeit einzugehen.

Was ich ansprechen möchte und worüber ich jedes Mal wieder staune, ist die magische Kraft der Holzfigur.

Vor Beginn der 3-DGV hat Martijn eine Holzfigur für sich ausgewählt. Auf einem Tisch standen vier männliche Figuren (eckig) und vier weibliche (rund). Die Figuren haben eine Haarfarbe und mit Bleistift dargestellte Augen. So erhalten sie eine Blickrichtung. Für die Identifikation mit der Holzfigur ist die Blickrichtung wahrscheinlich von wesentlicher Bedeutung. Benjamin schreibt: Um ein Ding wahrzunehmen, muss man ihren Blick erkennen (Benjamin 1928), und Kimmich ergänzt: Wer den Blick der Dinge auffangen kann, sieht eine andere Welt (Kimmich 2011). Die Auswahl der Holzfigur erfolgt meistens intuitiv. Sobald der Klient, Patient oder – wie Martijn – ein Freiwilliger die Figur in die Hand nimmt, geschieht etwas Wichtiges. Während der Arbeit stärkt der taktile Kontakt mit der Holzfigur die Identifikation mit ihr. Die Frage »Möchten Sie Ihre Figur bewegen oder spüren Sie einen Bewegungswunsch?« führt dazu, dass der Klient sich mit der Figur verbindet, sich in sie einfühlt und sich die »Empathiefrage« (Lamm et al. 2007) stellt: »Wie wäre das für mich?«.

Wie wäre es für mich, diese Holzfigur zu sein und jetzt meine Innenwelt mit meinen Gefühlen, Bildern und Erfahrungen zu besuchen? Diese Frage stellt sich Martijn wahrscheinlich automatisch bei der Frage nach einem Bewegungswunsch. Die Bewegung mit der Figur, die wir auch in den nächsten Kapiteln immer wieder sehen werden, löst sofortige körperliche Empfindungen und Gefühle aus. Wie oft habe ich schon erlebt, dass eine kleine Drehung der Figur von zum Beispiel weniger als 30 Grad zu einer starken emotionalen Reaktion führt. Plötzlich taucht eine Angst auf oder es bilden sich Tränen, nur weil die Figur woanders hinschaut.

Gibt es Gegenstände, die durch eine kleine subtile Bewegung starke Ängste oder Trauer auslösen können? Ich habe lange darüber nachgedacht und kam nur auf Gegenstände, die von sich aus einen starken Symbolcharakter haben, wie zum Beispiel ein Messer oder eine Rose. Wenn jemand ein Messer auf das Gegenüber richtet, kann dies viel auslösen, so wie auch die schenkende Geste mit einer Rose in der Hand viel bewegen kann. Doch das Holzfigürchen ist ein Gegenstand, der erst kurz vor Beginn der 3-DGV eine symbolische Bedeutung erhalten hat. »Das Figürchen symbolisiert Sie« pflege ich jeweils am Anfang der 3-DGV zu sagen.

Das Symbol beruht auf der Paarung einer Bedeutung mit einer willkürlich gewählten Form, mit der es keine Ähnlichkeit aufweist (Peirce 1986). Wie schon erwähnt, spielt die Ähnlichkeit mit der Holzfigur, wie der Haarfarbe, keine wesentliche Rolle. Das Symbol ist etwas Zusammengesetztes und erst wenn es zusammengesetzt ist, ist es ein Symbol und wird dann ein Symbol von etwas (Kast 2016). Das Symbol und das in ihm repräsentierte haben einen inneren Zusammenhang, sie sind nicht zu trennen voneinander. Die Holzfigur und Martijn mit seinem Aufmerksamkeitsstandort und seiner Blickrichtung werden in dem Moment verbunden, in dem er sich vorstellt, diese Figur zu sein. Weil sich bewusste und unbewusste Inhalte im Symbol vereinigen, wird es möglich, mit dem Inneren in Kontakt zu kommen. Jung schreibt (Jung 2011): »Bewegungen der Psyche kann man anhand von Symbolen erleben, aber auch dank dem Symbol von außen wahrnehmen, sie sehen.« Und weil nach Jung das Selbst in abstrakten Symbolen dargestellt werden kann, wie Kreis, Kugel, Dreieck, Kreuz, in Figuren also, die eine Ganzheit symbolisieren und deren Wesen sie darstellen (Jung 2011), wird es für Martijn möglich, präzise auf die kleinsten Bewegungen der Holzfigur zu reagieren. Bei der Arbeit mit Symbolen kann sich in etwas Äußerem etwas Inneres offenbaren, in etwas Sichtbarem etwas Unsichtbares, in etwas Körperlichem das Geistige, in etwas Besonderem das Allgemeine (Kast 2016).

Symbole, in diesem Fall die kleine Holzfigur und die mit Hölzchen dargestellte Grenze des psychischen Innenraums, sprechen nicht so sehr den Intellekt, sondern vielmehr unser ganzheitliches Denken an, unser Bezogen-Sein auf eine unsichtbare Wirklichkeit, die uns auch transzendiert (Kast 2016). Symbolisieren heißt, den verborgenen Sinn, der in der konkreten Situation liegt, herauszufinden (Kast 2016). Ein Symbol, auf das man sich aktiv einlässt – und das ist bei der 3-DGV eine Grundvoraussetzung –, kann eine ganze Palette psychischer Erfahrungen von der Erinnerung bis zur Erwartung beleben. Mit dem Auftreten der Symbole sind immer auch Erwartungen verbunden und sogar Hoffnung. Hoffnung wider bessere Vernunft auf eine Öffnung, auf ein besseres Leben (Kast 2016).

Was geschieht im inneren Prozess während der symbolischen Darstellung? Wenn der Leiter einer VK 3-DGV dem Klienten vorschlägt, mit der Figur aufwärts zu gehen, kreiert er beim Klienten ein neues Bild, nämlich das der aufsteigenden Figur. Dies löst beim Klienten ein Gefühl und eine Bewegung aus. Das Bild des Leiters initiiert über das Symbol eine Reaktion in der Innenwelt des Klienten auf eine andere Ebene, die sich anschließend wiederum in einer Bewegung des Symbols äußert. In der Ausführung dieser Bewegung kreieren Klient und Leiter eine gemeinsame Sprache, die in beiden Innenwelten etwas in Gang setzt und zu einem gemeinsamen Mitschwingen führt. Allein schon diese gemeinsame Resonanz hat eine stärkende Wirkung und gibt beiden Beteiligten das Gefühl, zusammen unterwegs zu sein. Diese Reise zu zweit stärkt den Klienten, Neues ausprobieren zu wollen und neue Räume entdecken zu können (Molenaar-Coppens 1996). Molenaar-Coppens beschreibt es folgenderweise:

> Das Symbol versucht als eine Art Energietransformator unbewusste Energien und Motivationen hervorzurufen und in bewusste Energie umzuwandeln. Dadurch entsteht ein Fluss von Bildern, die, nachdem sie zu einem Bild geworden sind, innere Prozesse ausdrücken. Diese inkarnierten Bilder lösen den Impuls aus, sich neu ausdrücken zu wollen.
> (Molenaar-Coppens 1996, S. 112; Übs. d. A.)

Als Leiter einer VK 3-DGV ist es für mich jedes Mal eine ganz besondere Erfahrung, den Klienten in dieser Bewegung zu folgen und sie auf ihrer Reise begleiten zu dürfen. Für mich ist jede Reise nach oben oder nach unten ein Abenteuer, eine Entdeckungsreise, die ich mit viel Respekt vor dem Klienten begleite. Während der Reise ist mir bewusst, dass ich nicht fähig bin, das Zusammenspiel zwischen Innen- und Außenwelt, zwischen der Holzfigur und dem Klienten rational zu erfassen. Vielleicht braucht es

Geheimnisse, um den Zauber zwischen Himmel und Erde immer wieder aufs Neue entdecken zu können. Einigen dieser Geheimnisse werden wir anschließend begegnen dürfen.

Zwölf Fragen

- Haben Sie sich als Kind mit Puppen, männlichen Figürchen oder Plüschtieren identifiziert?
- Wie alt waren Sie ungefähr das letzte Mal?
- Sprechen Sie manchmal mit Gegenständen, zum Beispiel Ihrem Auto, Fahrrad, Fernsehgerät oder Handy (Siri, Alexa usw. nicht mitgerechnet), oder mit etwas anderem?
- Gibt der Gegenstand auch Antwort?
- Streicheln Sie ab und zu liebevoll ein Objekt oder geben Sie zum Beispiel einem Möbelstück ein Schulterklopfen?
- Darf das jemand sehen oder lieber nicht? Warum nicht?
- Glauben Sie, ein Künstler kann Materie beleben?
- Wie ist das möglich, wie macht er das?
- Gibt es Gegenstände, die eine besondere Kraft haben?
- Wie können Sie das wahrnehmen?
- Nehmen Sie Ihre Beobachtung ernst und worin zeigt sich das?
- Wann haben Sie das letzte Mal ein Zimmer umgestellt? Warum? Was war anders danach?

Vier Anregungen für die spirituelle Arbeit

- Bereiten Sie die 3-DGV-Sitzung gut vor. Besprechen Sie präzise mit Ihrem Patienten die Vorgehensweise, den Ablauf und Dauer der Sitzung, die mögliche Wirkung und vereinbaren Sie, bevor Sie beginnen, schon einen Termin für ein Nachgespräch. So können Sie Raum für das Jetzt schaffen.
- Viele Menschen haben Mühe, ihre wichtigsten Lebensfragen in Worte zu fassen. Die 3-DGV-Darstellungen ermöglichen oft, das Wesentliche nonverbal sichtbar zu machen. Auch »kopflastige« Personen zeigen sich meist neugierig und offen gegenüber neuen Herangehensweisen und Konzepten wie der vertikale 3-DGV. Viele Menschen haben eine »spirituelle Ahnung« und sind dankbar, wenn Sie sie darauf ansprechen.
- Über Symbole können wir abstrakte oder nicht klar definierte Begriffe zum Ausdruck bringen. Hat den Patienten zu Hause einen Gegenstand, der für ihn viel bedeutet und etwas Wichtiges symbolisiert? Fragen Sie Ihre Patienten oder Klien-

ten danach. Vielleicht ist er bereit den Gegenstand zu beschreiben oder auch mitzubringen.

- Es braucht Mut, als Klient und auch als Therapeut sich vollkommen auf einen ca. einstündigen intensiven Prozess wie die vertikale 3-DGV einzulassen, v.a. auch, weil Sie und der Patient keine Ahnung haben, in welche Richtung der Prozess gehen könnte.

2 Joke

Joke = J; Klaus = K

K: Wir haben bereits besprochen, dass Sie die Grenze Ihres psychischen Innenraums mit den Hölzchen darstellen werden und eine Figur auswählen, welche Sie repräsentiert.

J stellt die Holzfigur auf den Tisch und stellt die Grenze ihres Innenraums um sie herum (→ Abb. 2-1).

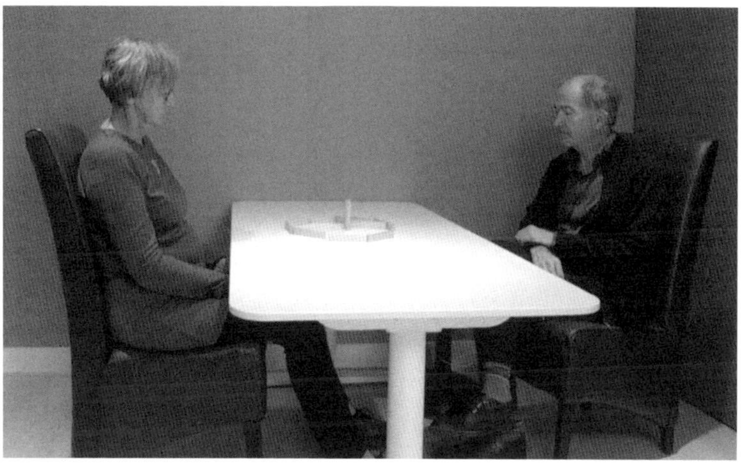

Abb. 2-1

K: Wie ist das, wenn Sie Ihr Grenzbild sehen?
J: Das ist ein bekanntes Bild.
K: So sieht Ihre Grenze seit einiger Zeit aus?
J: Ja.
K: Ist das der Eingang?

K zeigt auf ein Hölzchen (→ Abb. 2-2).

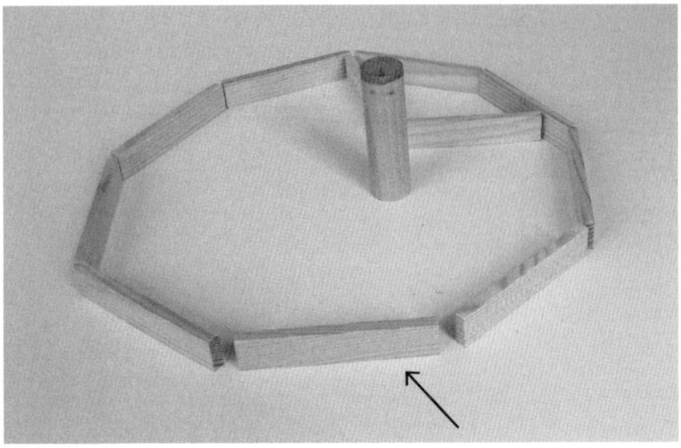

Abb. 2-2

J: Ja.

K: Die Tür ist angelehnt?

J: Ja.

K: Hinten haben Sie noch einen kleinen Raum dargestellt, möchten Sie etwas dazu sagen? (→ Abb. 2-3)

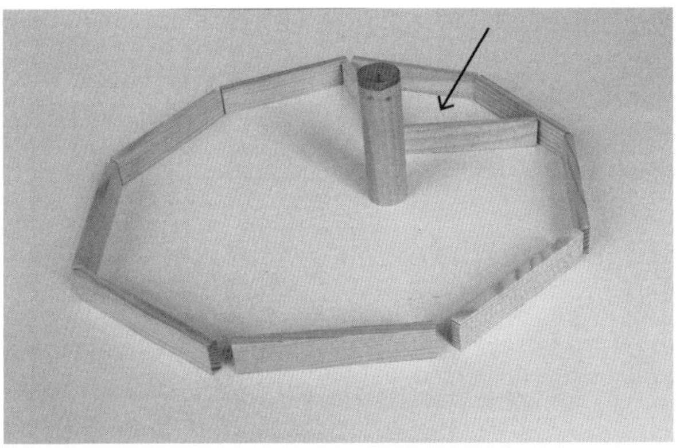

Abb. 2-3

J: Dieser Raum im hinteren Teil meiner Innenwelt nenne ich »mein kleines Museum«. Es ist der Ort, in welchem ich mich noch weiter zurückziehen kann.

K: Darf ich Sie fragen, warum Sie diesen Raum Ihr kleines Museum nennen?

J: Weil ich dort Dinge habe, die ich wertvoll finde und die mir gehören.

K: Das verstehe ich nicht ganz; das, was innerhalb Ihrer Grenzen liegt, gehört doch sowieso Ihnen?

J: Der andere, größere Raum meiner Innenwelt ist immer zugänglich.

K: Mit Ihrem Museum verfügen Sie über einen zusätzlichen Raum, in dem Sie von Ihren eigenen Schätzen umgeben sind, könnte das zutreffen?

J: Ja.

K: In der Ausbildung zur Stärkung der Ich-Grenze sprachen wir über das Gartenhäuschen, ist das Museum Ihr Gartenhäuschen? (Mit dem Gartenhaus wird ein Ort in der Innenwelt gemeint, in welchem das eigene Leid und die schwierigen eigenen Erfahrungen einen sicheren Ort erhalten und zur Ruhe kommen können.)

J: Ja, er dient auch als Gartenschuppen.

K: Im Gartenschuppen bekommen auch schwierige Erfahrungen einen Platz?

J: Ja, die Dinge, die reiben.

K: Werden sie im Museum zu wertvollen Schätzen?

J: Ja.

K: Wenn Sie Besucher in Ihrer Innenwelt empfangen, dürfen diese auch Ihr Museum besuchen?

J: Nein, nur selten dürfen sie durch ein kleines Fenster hineinschauen.

K: Auch wenn Sie dort die Dinge sehen könnten, die reiben?

J: Ja. Für mich ist der Museumsraum auch der Ort, worüber ich schweben kann.

K: Von wo aus gehen Sie dann nach oben?

J: Ich kann vom größeren Raum meines inneren mentalen Gartens aus aufsteigen, jedoch gehe ich normalerweise von meinem Museum aus nach oben.

K: Sie gehen also horizontal über den Boden in Ihr Museum und dann erst nach oben?

J: Ja, genau.

K: Sie könnten auch vom größeren Innenraum her nach oben gehen, stimmt das?

J: Das mache ich manchmal auch. Wenn ich mich in meinem großen Raum aufhalte, kann ich von dort aus direkt mit der Außenwelt Kontakt aufnehmen. Wenn ich in meinem Museum bin, ziehe ich mich meistens zurück, dann ist die Kontaktaufnahme kaum mehr möglich.

K: Sie meinen, wenn Sie noch unten sind?

J: Ja. Wenn ich mich im Museumsraum befinde, bin ich nicht mehr mit der Außenwelt verbunden. Mein Blick ist dann nach innen gerichtet.

K: Wenn Sie meditieren, sind Sie dann in diesem Raum?

J: Ja, ich nehme dort eine Abgeschlossenheit wahr.

J stellt ihre Figur in ihren »Museumsraum« (→ Abb. 2-4).

K: Wie ist es, wenn Sie dort sind?

J: Es ist ein schöner Ort.

K: Woran können Sie das erkennen?

J: Weil ich von allem anderen abgeschnitten bin.

K: Jetzt auch von mir?

J: Ja.

K: Aber hören Sie mich?

J: Ja.

K: Sie sagten, Sie können sowohl von Ihrem Museum als auch von dem größeren privaten Raum aus aufwärts gehen. Sollen wir diesen Unterschied untersuchen?

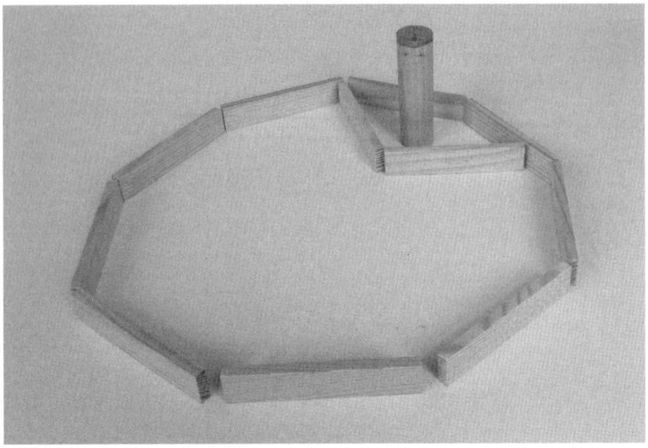

Abb. 2-4

J: Ja.
K: Wo möchten Sie anfangen?
J: Da wo ich jetzt bin.
K: Ich schlage vor, dass Sie Ihre Figur langsam nach oben bewegen.
J bewegt ihre Figur um einige Zentimeter nach oben.
K: Was nehmen Sie jetzt wahr?
J: Es wird still in mir. Ich bemerke ein Summen in meinen Ohren.

J bewegt ihre Figur weiter nach oben.

J: Es fühlt sich hier leichter an. Ich habe das Gefühl, dass ich im Universum verschwinden könnte.
K: Sind Sie noch in Kontakt mit Ihren Schätzen?
J: Nein.
K: Vermissen Sie sie?
J: Nein.
K: Können Sie Ihre Kostbarkeiten aus dieser Höhe sehen?
J: Ja.
K: Aber sie sind nicht mehr so wichtig?
J: Nein.
K: Was bedeutet es, im Universum verschwinden zu können?
J: Weiter nach oben zu gehen, dem Licht entgegen.
K: Sie steigen von sich aus immer höher und höher, merken Sie das?
J: Ja. Es wird leichter. Hier ist nichts mehr wichtig.
K: Ist das schön?
J: Ja, sehr.
K: Kennen Sie diesen Zustand? Waren Sie schon einmal auf dieser Höhe?
J: Ja. (→ Abb. 2-5)

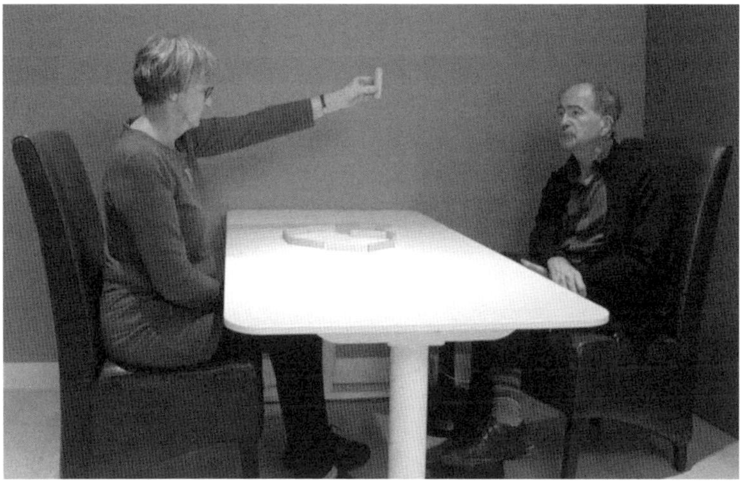

Abb. 2-5

K: Verschwinden Sie jetzt langsam?
J: Ja.
K: Schauen Sie mal, wie hoch Sie gehen möchten und ob sich etwas ändert.
J: Ich spüre keinen Druck mehr.
J: Ich möchte noch einen halben Kilometer weiter aufwärts gehen.
K: Sie können auch dabei aufstehen.

J steht auf und geht mit ihrer Figur noch höher (→ Abb. 2-6).

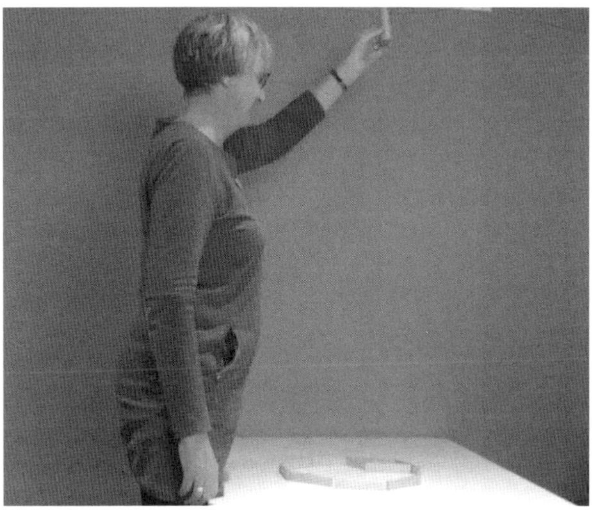

Abb. 2-6

K: Wie ist es dort?
J: Schön.
K: Sie lachen?
J: Ja, ich könnte noch höher gehen.
K: Waren Sie schon einmal so hoch oben?
J: Ja, während ich meditiere, gehe ich manchmal so hoch.
K: Was machen Sie dort oben?
J: Nichts, einfach nur sein.
K: Und das macht Sie glücklich?
J: Ja.
K: Können Sie endlos nach oben gehen?
J: Und auch endlos seitwärts gehen.
K: Möchten Sie einmal versuchen, auf dieser Höhe seitwärts zu gehen?
J bewegt ihre Figur von ihr aus gesehen nach links.
K: Ist es dort anders, als wenn Sie sich über Ihrem eigenen Raum befinden?
J: Ich habe das Gefühl, dass es überhaupt keine Rolle spielt.
K: Können Sie Ihren eigenen inneren Garten von dieser Höhe und von diesem Ort aus betrachten, können Sie ihn noch sehen?
J: Nein, ich sehe meine Innenwelt nicht mehr.
K: Wie werden Sie den Weg zurückfinden?
J: Wenn ich hinuntergehe, sehe ich meine Innenwelt wieder.
K: Sind Sie allein da oben?
J: Ja, so fühlt es sich im Moment an. Es ist nicht so, als würden ein paar Millionen Figürchen herumschweben.
K: Oder eine oder zwei Figuren?
J: Nein.
K: Sie sagten Figuren, was könnte das richtige Wort für das sein, was Sie gerade hier oben sind?
J: Hier oben bin ich nichts mehr.
K: Körperlich oder geistig nichts?
J: Ich bin nur noch Energie.
K: Passt das Wort Seele?
J: Ja.
K: Kann es auch gefährlich werden, wenn man so hoch hinausgeht?
J: Nein.
K: Wissen Sie, warum ich das frage?
J: Ja, dass ich unten alles verlieren könnte, dass man nicht mehr nach unten gehen kann.
K: Was würde passieren, wenn Sie nicht mehr hinuntergehen könnten?
J: Dann wäre es dort oben in Ordnung.
K: Jemand, der nicht zurückgehen kann?
J: Ist ein toter Körper auf der Erde.
K: Ein verstorbener Körper landet dort oben?
J: Vielleicht lebt die Seele des toten Körpers dort oben weiter.

K: Könnte es sein, dass Sie dort oben auf Seelen treffen, die unten gestorben sind?
J: Ja, das könnte sein.
K: Wissen Sie das?
J: Nein, aber danach habe ich gesucht.
K: Darf ich fragen, nach wem Sie gesucht haben?
J: Nach meiner Mutter.
K: Haben Sie sie gefunden?
J: Nein.
K: Wie lange ist es her, dass Ihre Mutter gestorben ist?
J: Vor 60 Jahren.
K: Sie waren damals sehr jung.
J: Ja.
K: Wann haben Sie begonnen, sie oben zu suchen?
J: Immer wieder.
K: Sie haben sie noch nicht gefunden?
J: Nein.
K: Und doch macht es Sie glücklich, wenn Sie nach oben gehen?
J: Ja.
K: Wo Sie jetzt mit Ihrer Figur sind, ist das hoch genug, um Ihre Mutter zu finden?
J: Ja, vielleicht ist sie aber auch viel höher. Dann weiß ich den Weg zurück nicht mehr und es wird gefährlich.
K: Wie weit können Sie noch nach oben gehen, bevor es gefährlich wird?
J: Noch einiges höher.
K: Wie hoch sind Sie jetzt mit Ihrer Figur in Meter?
J: 200 Meter.
K: Wie viel höher können Sie noch gehen?
J: Vielleicht zehn Kilometer.
K: Das ist ein langer Weg.
J: So weit möchte ich nicht gehen. Ich hatte gehofft, meine Mutter auf dieser Höhe zu finden, wo ich jetzt bin, aber sie ist nicht da. Es ist jetzt einfach ein schöner Ort.
K: Wenn Sie jetzt den Arm nach oben strecken würden, wären Sie vielleicht auf 300 Metern Höhe, könnte dort Ihre Mutter sein?
J: Nein.
K: Könnte Ihre Mutter herunterkommen?
J: Nein.
K: Wie ist es, dass Sie trotz Ihrer Suche bis jetzt Ihre Mutter nicht wiedersehen konnten?
J: Das spielt eigentlich keine Rolle. Es hat mich Zeit gekostet, dies sagen zu können. Ich bin viele Male auf- und abgegangen.
K: Wie lange ist es her, dass Sie zu dieser Schlussfolgerung gekommen sind?
J: Vor einigen Jahren.
K: Erinnern Sie sich daran?
J: Ja.
K: Möchten Sie etwas dazu sagen?

J: Ich kann die Situation nicht mehr genau beschreiben. Es gab das Gefühl, dass ich nicht mehr nach ihr suchen muss, denn wenn ich mich selbst betrachte, bin ich ein Teil meiner Mutter. Es ist besser, in meiner Innenwelt zu sein, als fortwährend oben nach ihr zu suchen. Während ich dies sage, gehe ich mit meiner Figur langsam abwärts.

K: Wie fühlt sich das an, wieder nach unten zu gehen?

J bewegt ihre Figur langsam nach unten.

J: In meinem Körper wird es schwerer und mir wird es warm. Das ist schön. Es wird sehr heiß, ich schwitze ein wenig.

K: Verstehen Sie, warum Sie jetzt ins Schwitzen geraten?

J: Nein, es ist nur eine physische Reaktion. Es ist, als ob ich buchstäblich in meinen Körper zurückkomme. Ich öffne auch wieder meine Augen.

J stellt ihre Figur zurück in den Museumsraum, innerhalb ihrer eigenen Grenze (→ Abb. 2-7).

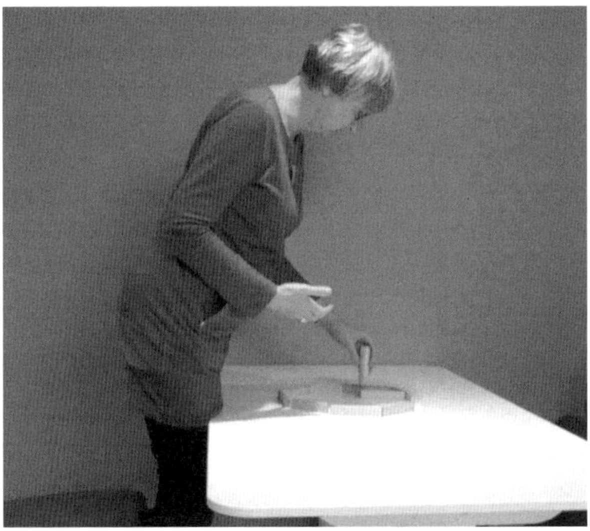

Abb. 2-7

K: Wenn Sie Ihre Mutter nicht auf 200–300 Metern Höhe finden, können Sie dann von unten Kontakt mit ihr aufnehmen, wenn sie sich in zehn Kilometern Entfernung befindet?

J: Nein, das kann ich nicht.

K: Wir können also keinen Kontakt zu den Toten herstellen, es sei denn, wir gehen einige Kilometer nach oben?

J: Vielleicht ist es möglich, aber ich konnte es bisher nicht.

K: Andere können das vielleicht?

J: Ja.

K: Wovon hängt das ab?

J: Ich weiß es nicht.

K: Glauben Sie, dass Ihre Mutter Sie hier unten sehen kann?

J: Ich weiß es nicht.

K: Wie fühlt es sich an, nach der Fahrt nach oben wieder hier unten zu sein?

J: Es ist ziemlich gut, wieder hier zu sein. Jetzt, da ich wieder in meinem eigenen Raum bin, finde ich Ihre Fragen schwieriger. Ich bin still und finde es schwierig, Worte zu finden. Ich ziehe mich in meinen Körper zurück.

K: Wir haben gesagt, dass wir den Start nach oben von beiden Räumen aus miteinander vergleichen wollen. Sollen wir das jetzt machen, oder möchten Sie es hierbei belassen?

J: Ich möchte es gerne untersuchen.

J stellt ihre Figur in die Mitte ihres Innenraums, außerhalb ihres Museums. Dann bewegt sie ihre Figur vorsichtig nach oben, etwa 25 Zentimeter.

J: Das ist ein völlig anderes Gefühl.

K: Was ist anders?

J: Ich halte meine Augen offen, während ich vorher meine Augen absichtlich geschlossen hatte. Ich stelle fest, dass ich hier in Verbindung mit mir selbst bin und mit mir in Kontakt bleibe. Vorher war ich von mir selbst getrennt. Jetzt kann ich wie ein Hubschrauber fliegen und meine Innenwelt auch gut sehen. Ich habe nicht das Bedürfnis, höher zu gehen.

K: Haben Sie hier den Wunsch, Ihre Mutter zu sehen?

J: Nein.

K: Wenn Sie nach unten schauen, was sehen Sie dann?

J: Dann sehe ich meinen inneren Garten und die Umgebung. Ich schaue jetzt auf das Museum und bekomme ein glückliches und friedliches Gefühl.

K: Als Sie aus Ihrem Museumsraum aufgestiegen sind, empfanden Sie auch eine Freude.

J: Das jetzt ist mehr eine Begeisterung, eine Aufregung, ein freudiges Gefühl. Vorher war es mehr ein Gefühl, dass nichts mehr wichtig ist, ein erfülltes, himmlisches Gefühl.

J stellt ihre Figur wieder in den großen Raum.

K: Wir können auch noch von einem dritten Raum das Aufsteigen erforschen.

J: Schön, ja.

K: Dass Sie mit Ihrer Holzfigur nach außen gehen, Ihren Innenraum verlassen und von der Außenwelt nach oben gehen.

J fliegt mit ihrer Figur tief über ihren Zaun und stellt sie auf den Tisch in der Außenwelt.

K: Sie fliegen über Ihren Zaun in die Außenwelt?

J wiederholt die Bewegung von innen nach außen, indem sie das Tor öffnet und ihre Figur nach außen treten lässt.

K: Wie geht es Ihnen draußen?
J: Ich schaue mit meinem Kopf, ich schaue kritisch auf meine Grenze, ich sehe ein schief liegendes Hölzchen.
K: Wenn Sie jetzt dort stehen und sich vorstellen, dass Sie schon zweimal von Ihrem eigenen Innenraum nach oben gegangen sind, was denken Sie dann?
J: Ich denke alles Mögliche und ich denke gar nichts.
K: Irgendetwas?
J: Mache ich das alles richtig, ist es seltsam was ich hier mache, bleibe mit den Füßen auf dem Boden.
K: Selbstkritisch?
J: Ja.
K: Möchten Sie immer noch von der Außenwelt nach oben gehen?
J: Ich habe ja gesagt, dann will ich es auch versuchen. Ich vermute, ich werde kritisch von oben nach unten schauen.
K: Sind Sie schon einmal von der Außenwelt aufgestiegen?
J: Ja.
K: Möchten Sie es jetzt versuchen?
J: Ja.

J bewegt ihre Figur langsam nach oben.

K: Wie ist das?
J: Ich bleibe in meinem Kopf und schaue, was vor sich geht. Ich sage mir, ich halte die Holzfigur mit dem rechten Arm, den ich eigentlich nicht so lange hochhalten sollte. Ich muss gut auf mich aufpassen. Es macht nicht so viel Spaß.
K: Was macht keinen Spaß?
J: Es ist nicht aufregend, wie vorher.
K: Gibt es keine Freude?
J: Nein.
K: Sie schauen jetzt auf Ihren eigenen inneren Garten. Können Sie von dort aus auch andere Innenwelten sehen?
J: Ja, das kann ich.
K: Was sehen Sie dann?
J: Das gefällt mir auch, dann sehe ich zum Beispiel, ob die Person einen Gartenschuppen hat.
K: Ist das erlaubt?
J: Ja.
K: Und umgekehrt auch? Darf jeder nach oben gehen und in Ihre Innenwelt schauen?

J: Ja, es macht vielleicht keinen Spaß, aber es ist erlaubt. Ich habe keine Kuppel über meinem Innenraum.

J stellt ihre Figur wieder auf den Tisch, außerhalb ihres Innenraums.

K: Sie sind jetzt wieder unten, wie ist das?
J: Es ist schön, mit den Füßen auf dem Boden zu stehen, und es ist auch besser für meine Schulter. Ich möchte jetzt wieder reingehen.
K: Könnten Sie zuerst nach oben gehen und dann von oben in Ihrem inneren Garten oder direkt in Ihrem Museumsraum landen?
J: Wenn ich hier stehe, frage ich mich, ob es richtig ist, dass ich von außen direkt in mein Museum gehe.
K: Warum sollten Sie das nicht tun?
J: Gelegentlich tue ich das.
K: Der Museumsraum scheint Ihr Kern zu sein. Ist das richtig?
J: Ja, ich glaube, das stimmt. Die schnelle Bewegung von außen in diesen Raum ist auch für Außenstehende oft unerwartet. Dann ist plötzlich meine Aufmerksamkeit weg. Manchmal ist es auch für mich überraschend.
K: Flupps, und dann sind Sie drin?
J: Ja.
K: Und nochmals Flupps, und Sie sind oben?
J: Ja.
K: Dann befinden Sie sich auf 200 Meter?
J: Ja.
K: Dann sind Sie sehr mobil? Sie können eine ganze Reihe von verschiedenen Bewusstseinszuständen, verschiedene Perspektiven einnehmen. Sind Sie sich dessen bewusst?
J: Ja, das bin ich. Diese Bewegungen waren mir schon vor meinem Grenzbewusstsein klar.
K: »Flupps« hat für mich die Qualität eines Geschehens und nicht einer bewussten Entscheidung, ist das richtig?
J: Ja. Aber manchmal tue ich es auch bewusst, zum Beispiel indem ich mich bewusst zurückziehe oder bewusst oben Energie auftanke.
K: Wollen Sie dem, was wir bisher getan haben, etwas hinzufügen, oder gibt es etwas, was Sie noch gerne anschauen möchten?
J: Was ich suche und was ich irgendwie auch nicht suche, ist, wie ich mit meinen Mitmenschen in Kontakt bleiben kann. Ich merke in meinem täglichen Leben, dass ich mehr auf mich selbst gestellt bin als früher, was mir sehr gefällt, und gleichzeitig verspüre ich auch eine Sehnsucht nach mehr Kontakt mit Menschen.
K: Was bedeutet mehr, länger oder öfter?
J: Öfter und auf eine andere Weise.
K: Was ist für Sie die wertvollste Art, mit einem Mitmenschen in Kontakt zu sein?
J: Wenn ich von meinem Innenraum aus mit der anderen Person verbunden sein kann.

K: Die Frage könnte lauten: Wie könnten Sie öfters in Ihrem eigenen Raum sein, während Sie mit jemand anderem zusammen sind?

J: Oder wie kann ich verhindern, dass ich mich im Beisein eines anderen so oft in meinen Museumsraum zurückziehe?

K: Wenn Sie die Frage auf diese Weise formulieren, kommt mir eine Idee.

J: Ja.

K: Sie sagten vorhin, im Museumsraum sind Ihre Schätze, dort stelle ich mir etwas Schönes und Wertvolles vor, aber es gibt auch die schwierigen Erfahrungen. Vielleicht können Sie die schwierigen Erfahrungen in diesem Raum lassen und den wunderschönen Schätzen einen Platz im großen Raum geben?

J: Das ist eine neue Perspektive.

K: Auch für die Besucher in Ihrem Garten wird es anders sein.

J: Auf diese Weise könnten die Besucher auch etwas wegnehmen.

K: Vielleicht verunmöglicht diese Angst, die anderen können etwas wegnehmen, Kontakt herzustellen?

J: Ja.

K: Sollen wir ein kleines Experiment machen?

J: Ja.

K: Ich schlage vor, dass Sie einen schönen kleinen Stein, der etwas Wertvolles darstellt, aus dieser Schachtel auswählen, ihn in den Museumsraum stellen und von dort aus in den großen Raum. Sie schauen, was dann geschieht. Möchten Sie das ausprobieren?

J: Ja.

J wählt einen Stein aus und legt ihn in den Museumsraum (→ Abb. 2-8).

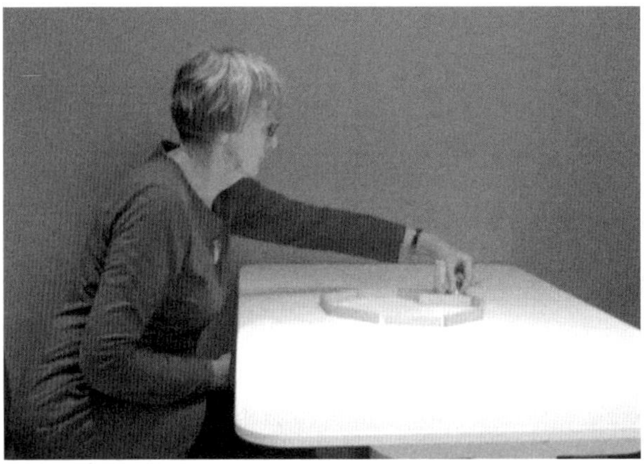

Abb. 2-8

K: Wie ist das, das Schöne, Kostbare zu sehen?

J: Es berührt mich und ich möchte es dort belassen.

K: Soll ich sagen, was mit mir geschieht?
J: Ja.
K: Ich würde es mir gerne ansehen, aber ich traue mich nicht, weil es in diesem speziellen Museumsraum ist.
J: Nach Ihrem Vorschlag würde ich gerne die Museumswand anpassen.

J bildet ein noch kleineres Dreieck, sodass der Stein freikommt.

K: Was ist jetzt passiert?
J: Ich habe einen neuen Gartenschuppen gebaut und ich muss mich entscheiden, was da hineinkommt.
K: Sie haben den Stein nicht verschoben, aber durch das Verschieben der internen Museumsmauer wird er leichter zugänglich.
J: Jetzt muss ich auf den Stein achten, und es fällt mir schwer, mit anderen der Außenwelt in Kontakt zu treten.
K: Neigen Sie dazu, in dieser Konstellation aufsteigen zu wollen?
J: Nein, nicht jetzt. Ich muss die Situation überwachen. Ich kann jetzt oben nicht mehr Energie tanken. Ich werde depressiv, wenn ich nicht tanken kann.
K: Ich schlage vor, Sie versuchen etwas Neues, das Sie vielleicht noch nie gemacht haben.
J: (weinend) Nein.
K: Was geschieht jetzt?

J weint.

J: Mir wird ganz schwindlig und übel.

J schluchzt.

K: Darf ich Ihnen eine persönliche Frage stellen?
J: Ja.
K: Wie alt war Ihre Mutter, als sie starb?
J: 48.
K: Und Sie waren?
J: 3.
K: Könnte Ihre jetzige Trauer mit dem Tod Ihrer Mutter zusammenhängen?
J: Ja, ich glaube schon.
K: Gibt es auch einen Bezug zu dem wertvollen Stein? War sie lange krank?
J: Nein.
K: Ich frage mich, was jetzt mit Ihnen geschieht, könnte es vielleicht auch etwas mit dem dreijährigen Mädchen zu tun haben?
J: Genau, so fühle ich mich.
K: Darf ich Ihnen einen Vorschlag machen?

J: Ja.

K: Ich schlage vor, dass Sie für das, was Sie als dreijähriges Mädchen erlebt haben, einen zweiten Stein auswählen und ihn als Symbol dafür in das Dreieck legen.

J holt tief Luft.

K: Passt das?

J: Ja.

K gibt ihr die Schachtel mit den Steinen. J wählt einen Stein aus und legt ihn in den kleinen dreieckigen Raum.

K: Vielleicht können Sie mit Ihrer Figur den Stein anschauen?

J dreht ihre Figur in Richtung des zweiten Steins.

K: Wie ist das, wenn die Erfahrungen der Vergangenheit ihren eigenen Platz bekommen, außerhalb des Museums?

J: Es fühlt sich ein bisschen seltsam an, es scheint, als ob alles, was mir passiert ist, nur Elend und schwer war, während es auch viele schöne Dinge gab und es mich auch zu dem gemacht hat, was ich jetzt bin, einschließlich allem, was dazu gehört. Und deshalb wollte ich den zweiten Stein ins Museum stellen.

K: Ja, das verstehe ich. Wenn Sie das so sehen, dürfen Sie dann oben auftanken?

J: Ja.

K: Das denke ich auch.

J: Ich werde ein Dach darauflegen.

K: Können Sie das?

J: Ja, ich kann mit dem Holz ein Iglu bauen.

K: Möchten Sie zuerst oben Kraft holen?

J: Wenn ich das Schiebedach schließe, werde ich es tun. Zunächst möchte ich den Museumsraum so gestalten, wie er am Anfang war.

K: Ich denke auch, dass Sie vielleicht die ursprüngliche Mauer wieder aufbauen sollten.

J legt die Hölzchen zurück.

J: Ja, das fühlt sich besser an.

K: Jetzt können Sie wieder nach oben gehen, ohne eine Kuppel haben zu müssen.

J: Ja, genau.

K: Ja, Sie haben die richtige Lösung gefunden.

J: Ja.

K: Das ist wichtig zu wissen.

J: Ja.

K: Ja. Ich glaube, wir sind am Ende der Erforschung der vertikalen Dimension angelangt.
J: Es ist okay.

(Pause)

K: Ich schaue kurz auf meine Uhr. Wir können auch noch nach unten gehen?
J: Abwärts?

J lacht.

K: Was denken Sie?
J: Ja, ich denke, das ist interessant.
K: Sollen wir das noch tun?
J: Ja.
K: Sofort?
J: Das ist gut.
K: Wie, glauben Sie, können Sie das tun?
J: Ich habe keine Ahnung. Vielleicht mit meiner Figur unter den Tisch gehen?
K: Ja, genau, und dass Sie Ihre Figur unter Ihrem inneren Garten halten.
J: Ich merke, dass ich es sehr spannend finde.

J nimmt ihre Figur und sagt zu den Steinen in ihrem Museum:

J: Ihr bleibt hier. Die Tür des Museums und des inneren Gartens schließe ich ab. Es ist, als würde man die Kinder zurücklassen und sagen: Spielt schön, Mama kommt gleich wieder.

J bewegt ihre Figur unter den Tisch.

J: Ich fühle nicht so viel. Ich habe keinen Kontakt mehr zu meinem eigenen Innenraum. Es ist, als ob dazwischen eine Betonplatte liegt. Es fühlt sich ein bisschen wie eine Depression an, wie wenn man in einer Grube sitzt, als wäre man im Keller mit ausgeschaltetem Licht und verschlossener Tür.
K: Sie haben überhaupt keinen Kontakt zu dem, was oben ist?
J: Nein.
K: Sie können sich also auch keine Sorgen machen?
J: Ja, das tue ich trotzdem, denn ich weiß, was in meinem Garten liegt, nur kann ich es jetzt nicht beeinflussen.
K: Sie machen sich Sorgen darüber, was oben passieren könnte?
J: Wenn ich lange genug unten bleibe, interessiert mich das wohl nicht mehr.
K: Und wenn Sie weiter nach unten gehen?

J bewegt ihre Figur weiter nach unten.

J: Dann verliere ich völlig den Kontakt zu meiner Innenwelt. Ohne die Verbindung zu ihr ist es hier nicht angenehm. Als ich vorher nach oben ging, war es schön, keinen Kontakt zu meiner Innenwelt zu haben. Jetzt fühle ich mich düster, allein und einsam.
K: Wie sieht es unten aus?
J: Dunkel.
K: Sie wissen, dass Sie zurückkehren können?
J: Ja, ich möchte nicht länger hierbleiben.
K: Sind Sie schon einmal hier gewesen?
J: Ich hatte depressive Episoden, aber das war nicht hier unten.
K: Das ist jetzt Neuland?
J: Ja.
K: Sind Sie allein hier unten?
J: Ja.
K: Alleine in der Grube?
J: Ja.
K: Würden Sie es bemerken, wenn jemand in Ihren Garten käme?
J: Das glaube ich nicht.
K: Wenn oben die Alarmglocken läuten, hören Sie diese unten nicht?
J: Nein.
K: Spüren Sie einen Bewegungsimpuls?
J: Ja, ich möchte zurück in meinen Innenraum gehen.

J geht mit ihrer Figur wieder nach oben und stellt sie in ihren Museumsraum. Sie öffnet die Museumstür ein wenig und stellt ihre Figur auf die Türschwelle.

K: Wie ist es, wieder in Ihrem Raum zu sein?
J: Das ist gut, dann kann ich mich wieder mit mir selbst verbinden und auch mit der Außenwelt verbunden sein.
K: Sie haben das als Wunsch geäußert. Ich kann mir vorstellen, dass Sie in Ihren Museumsraum gehen, dann nach oben gehen und Energie, Kraft und Freude holen, mit der Sie leichter in Ihrem großen Raum sein können und mit Ihren Mitmenschen in Kontakt treten können.
J: Ja.
K: Unten gibt es nichts zu holen?
J: Nein. Ich merke jetzt auch, dass ich mit Ihnen in Kontakt bleiben kann.
K: Möchten Sie etwas sagen?
J: Ja, ich stelle mit Freude fest, dass dies meine Bewegung ist und wie sie im Laufe der Zeit Gestalt angenommen hat. Auch schön ist zu sehen, dass sich meine Grenze geändert hat, früher war sie eine hohe Mauer, in welcher ich nur nach oben gehen und kaum nach außen gehen konnte, und auch, dass das Hinaufgehen wichtig ist, um mit anderen Menschen in Kontakt treten zu können.

K: Vielleicht müssen Sie nicht so oft nach oben gehen, wie Sie denken, ist das angemessen?

J: Es ist zum Teil auch eine unbewusste Bewegung.

K: Mir fällt ein Wort ein, ist es in Ordnung, wenn ich das sage?

J: Ja.

K: Wenn Sie bewusst nach oben gehen, könnte das eine Art von »Sich-Ernähren« sein.

J: Manchmal geschieht es auch während meiner Arbeit als Therapeutin in Anwesenheit eines Patienten. Wenn ich wieder in meine Innerwelt komme und etwas sage, frage ich mich manchmal, habe ich das gesagt?

K: Dann gehen Sie nach oben, um für einen Mitmenschen Kraft zu holen, kann das sein?

J: Ja.

K: Sollen wir es hierbei belassen, ist das okay für Sie?

J: Ja, das ist in Ordnung. Ich danke Ihnen vielmals.

Nachtrag Joke

Bob Coppes schreibt in seinem Buch über Nahtoderfahrungen (NTE) und Weltreligionen, dass es nicht immer eine schwere Erkrankung, ein Herzstillstand oder Hirnstammausfall sein muss oder eine intensive emotionale Erfahrung notwendig ist, um eine NTE auszulösen. Manchmal treten NTE während einer Meditation, einer leichten Depression, eines Spazierganges in der Natur oder auch ohne genauen Hinweis auf einen Auslöser auf. Man schätzt, dass ca. 4% der Bevölkerung in der westlichen Welt eine NTE gemacht haben (Coppes 2008).

Was Joke während der VK-3DGV erlebt, erinnert uns an eine Nahtoderfahrung. Auch in den nächsten Kapiteln gibt es Momente, die NTE-Beschreibungen ähnlich sind. In dem Moment, als Joke ihre sich repräsentierende Holzfigur zehn Zentimeter anhebt, nimmt sie eine Stille in sich und ein Summen in den Ohren wahr. Sie fühlt eine Leichtigkeit und glaubt im Universum verschwinden zu können. Sie verliert den Kontakt zu ihren irdischen Schätzen, ohne sie zu vermissen. Bei ihrer Aufwärtsbewegung bewegt sie sich dem Licht entgegen. Wenn Joke mit ihrer Figur weiter aufsteigt, dafür muss sie aufstehen und den Arm strecken, empfindet sie ein Glücksgefühl, einfach sein zu dürfen und nichts mehr wichtig finden zu müssen.

Der Arzt Raymond Moody war der Erste, der im Jahre 1975 für sein Buch »Life after life« 150 NTE-Fallberichte gesammelt und eingeordnet hatte (Moody 2001). Dabei beschrieb er auch das Gefühl des Friedens und Wohlbefindens, wie Joke das auch erlebte, sowie die Begegnung mit einem strahlenden Licht. Es gibt Menschen, die dieses Licht als »Engel« wahrnehmen. Dies kann sie davon abhalten, darüber zu sprechen, aus Angst nicht ernst genommen oder als Esoterikerin abgestempelt zu werden.

Joke sagt, wenn sie oben ist, sei sie nichts Körperliches und nichts Geistiges mehr. Sie ist nur noch Energie. Es fühlt sich für Joke an, als ob sie nicht mehr in Kontakt ist mit ihrem Körper. Moody beschreibt das Verlassen des Körpers als »außerkörperliche Erfahrung« (AKE), wobei einige sich von außen oder außerhalb des eigenen Körpers wahrnehmen können (Moody 2001). Die außerkörperliche Erfahrung beginnt mit dem Gefühl, dass das Bewusstsein den materiellen Körper verlässt und weiterhin unverändert funktioniert (van Lommel 2011). Auch das Summen in den Ohren, worüber Joke berichtet, wird von Menschen mit einer NTE beschrieben (van Lommel 2011).

Joke hatte schon öfters, auch in der Kindheit, ähnliche Aufwärtsbewegungen gemacht. Sie hatte ihre verstorbene Mutter, welche verstarb, als sie 3 Jahre alt war, immer wieder gesucht. Sie hat sie nie gefunden, weil ihre Mutter, so sagt sie, sich wahrscheinlich noch viel weiter oben aufhält. Sie hatte gehofft, ihre Mutter auf ca. 200–300 Metern Höhe begegnen zu können, wobei ihre Mutter, so vermutet sie jetzt, sich eher auf einigen Kilometern Höhe befindet. Joke hat Frieden damit gefunden. Gleichzeitig hat sie, wie sie später erzählt, dank ihrer himmlischen Suche einen Ort gefunden, wo sie Kraft schöpfen kann.

Viele beschreiben, während einer NTE verstorbenen Mitmenschen begegnet zu sein. Auch Martijn hat oben seinen verstorbenen Vater gesehen. Van Lommel beschreibt einen Mann, der während eines Herzstillstandes eine NTE hatte. Währenddessen sah er nicht nur seine verstorbene Großmutter, sondern auch einen Mann, der ihn liebevoll anschaute, den er jedoch nicht erkannte. Zehn Jahre danach erzählte seine Mutter auf dem Sterbebett, dass er aus einer außenehelichen Beziehung hervorgegangen war und sein biologischer Vater ein Jude war, den man im Zweiten Weltkrieg umgebracht hatte. Seine Mutter zeigte ihm ein Foto seines Vaters. Der unbekannte Mann, den er zehn Jahre zuvor während seiner NTE gesehen hatte, war sein biologischer Vater (van Lommel 2011). In folgenden Kapiteln werden auch Brigitta und Grace von Begegnungen mit verstorbenen Menschen berichten.

Interessant, wie mehrere Wahrnehmungen, die Joke mit der aufsteigenden Holzfigur gemacht hatte, den NTE ähnlich sind. So ist das Zurückkommen, das Hinunterkommen, ein wichtiger Bestandteil der vertikalen Reise. Zum Beispiel Menschen, die einen Herzinfarkt erlitten haben und auch medizinisch gesehen nahe am Tod waren, erinnern sich oft an den Moment, in dem sie sich entscheiden mussten, die Reise fortzusetzen oder wieder ins Leben zurückzukehren. Der Neurochirurg Alexander realisierte, dass er in der Welt dort unten noch eine Aufgabe hatte. Er nahm eine Bindung mit den Wesen unten wahr und wusste, dass es wichtig sei zurückzukehren. Er sah beim Hinuntergehen unten ein Gesicht, das zunehmend klarer wurde, bis er seinen kleinen Sohn erkannte (Alexander 2012).

Der Weg zurück geht meistens schnell. Joke beschreibt, wie ihr Körper wieder schwer und warm wird, sie beginnt sogar zu schwitzen. Sie ist, so nennt sie es, buchstäblich in ihren Körper zurückgekommen. Dann öffnet sie die Augen wieder. Unten in ihrem Innenraum versteht sie die Fragen, die ich ihr gestellt habe, nicht mehr so gut. Sie hat sich bereits in ihren Körper zurückgezogen.

Interessant in Jokes Erleben ist der Unterschied zwischen dem Aufsteigen von der

Innenwelt aus, im Speziellen von ihrem »Museumsraum« aus, oder vom Raum außerhalb ihrer Innenwelt. Steigt sie von der Außenwelt auf, bleibt sie im Kopf, beobachtet sich als Teilnehmerin eines Experimentes. Sie kann von dort aus auf ihre eigene und auf fremde Innenwelten blicken. Diese Fähigkeit habe ich in der Literatur über NTE bis jetzt nicht gefunden. Es scheint aufgrund von Jokes Beispiel wahrscheinlich, dass wir für eine NTE zuerst in unsere Innenwelt eintreten müssen, um zum »Licht« aufsteigen zu können. Dies überrascht ein wenig. Man würde erwarten, dass zum Beispiel ein schwer verletztes Verkehrsunfallopfer oder auch eine Person während einer Narkose eher mit der Aufmerksamkeit ihren Innenraum verlässt. Logischer wäre, dass in einer gefährlichen Situation die Person zuerst nach außen dissoziiert und dann erst aufwärts geht. Vielleicht führt der Weg zum Tod immer über die Innenwelt. Irgendwie scheint dies sinnvoll zu sein.

Ist Joke dank meiner Anleitung fähig, eine NTE zu machen, weil sie als Kind öfters der gleichen mentalen Bewegung gefolgt ist? Ist sie eine geübte vertikale Reisende? Haben Menschen, die leicht nach oben abheben, zum Beispiel, wenn sie sich von Musik mitnehmen lassen, eine ähnliche Vorgeschichte? Und wie ist es mit Piloten, Astronauten, Fallschirmspringern, Deltafliegern und anderen, die die Höhe suchen? Suchen sie auch unbewusst nach einem geliebten, verstorbenen Menschen?

Als Psychiater und Psychotherapeut bin ich diesbezüglich aufmerksamer geworden. Sowohl in Bezug auf das mentale vertikale Reisen als auch in Bezug auf einen schmerzhaften Verlust in der Kindheit frage ich gezielt nach vertikalen Bewegungserfahrungen. Schon häufig zeigte sich ein erstaunlicher Zusammenhang zwischen einem irdischen Anliegen und der Welt über uns.

Zehn Fragen

- Hatten Sie schon einmal einen kurzen Moment das Gefühl, dass Sie mit allem um Sie herum in Einklang sind, einen großen inneren Frieden verspürten?
- Waren Sie da auch oben?
- Haben Sie früher Mal ein helles weißes Licht gesehen, ein Licht mit einer Botschaft?
- Hatte dieses die Gestalt eines Engels? Haben Sie mit jemandem jemals darüber gesprochen?
- Gab es in der Vergangenheit einen Moment, in dem Sie bewusst oder unbewusst einen verstorbenen geliebten Menschen besuchen wollten?
- Ist es Ihnen gelungen ihn/sie zu treffen?
- Mussten Sie sich mal entscheiden, zu sterben oder ins Leben zurückzukehren? Wann war das?
- Hatten Sie noch eine Aufgabe auf der Erde, die Sie erfüllen mussten?
- Erfüllen Sie diese Aufgabe?
- Haben Sie einmal mit jemanden darüber gesprochen, zum Beispiel mit Ihrem Partner oder Therapeuten?

Drei Anregungen für die spirituelle Arbeit

- Wenn Ihr Patient eine dramatische Erfahrung gemacht hat, zum Beispiel einen Herzstillstand oder eine schwere Krankheit erlitten hat, auch wenn das Ereignis schon lange her ist, dürfen Sie das Thema Nahtoderfahrungen ansprechen. Klopfen Sie an seinem Innenwelttor achtsam an, und wenn Sie Erlaubnis erhalten haben, fragen Sie weiter. Viele Menschen trauen sich nicht, darüber zu sprechen, und sind froh, ihre Erfahrungen mit jemandem teilen zu können.
- Manchmal werden Nahtoderfahrungen nicht als solche erkannt. Fragen Sie zum Beispiel nach Erfahrungen mit hellem Licht und Wiedersehen mit Verstorbenen.
- Wenn die Erfahrungen auf ein Nahtoderlebnis hinweisen, fragen Sie, ob sich seither etwas geändert hat, zum Beispiel in Bezug auf die eigene Vergänglichkeit, Todesängste, Lebensaufgaben, Sinnfragen – und ob sich seither die Beziehungen zu den Eltern, dem Partner und den Kindern verändert haben.

3 Brigitta

Brigitta = B; Klaus = K

K: Wählen Sie eine Holzfigur für sich aus und stellen Sie mit den Hölzchen die Abgrenzung Ihrer Innenwelt dar. Machen Sie dies intuitiv, ohne groß nachzudenken oder die Form begründen zu wollen. Stellen Sie Ihren Gartenzaun so dar, wie er jetzt aussieht und nicht wie Sie gerne möchten, dass er aussehen würde. Machen Sie dies, ohne zu sehr ins Detail zu gehen. Möchten Sie beginnen?

B: Ja. Reicht es, wenn ich nur ein paar Hölzchen dafür brauche?

K: Die Durchlässigkeit und die Höhe müssen in etwa stimmen, das genügt für heute. B bildet ihre Grenze mit den Hölzchen.

K: Stimmt es so?

B: Ja (→ Abb. 3-1).

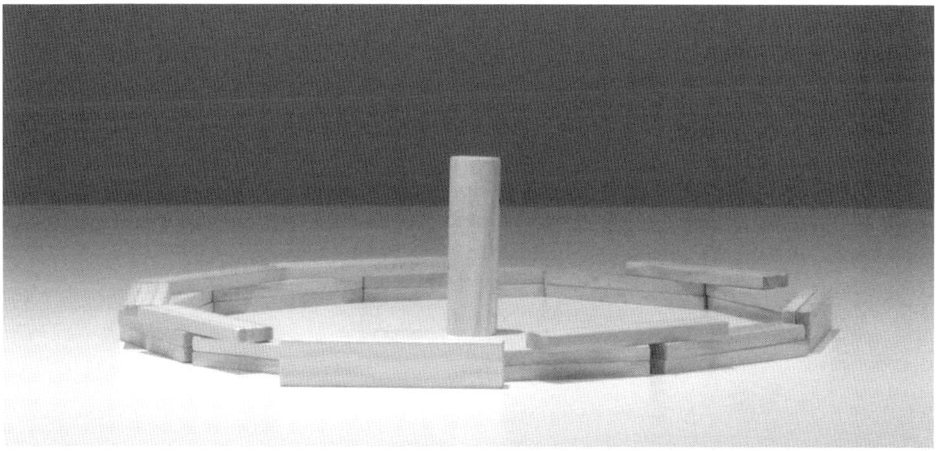

Abb. 3-1

K: Wie sieht das Bild für Sie aus?

B: Der Raum ist klein, vielleicht hätte ich meine Innenwelt etwas größer machen sollen.

K: Möchten Sie es so belassen?

B: Ja.

K: Fällt Ihnen etwas auf, wenn Sie es betrachten?

B: Ich möchte die Grenze etwas grader darstellen.
K: Was meinen Sie damit?
B: Ich möchte die Hölzchen gleichmäßiger und näher beisammen legen.
K: Darf ich fragen, ob das dort auf Ihrer Seite ein Tor ist?
B: Ja, das ist auch ein Tor.
K: Sie haben also zwei Tore? Das eine links ist etwas kleiner und das zweite rechts etwas größer und breiter, stimmt das?
B: Ja.
K: Nehmen Sie mit Ihrer Figur einen Bewegungsimpuls wahr, wollen Sie etwas tun, sich drehen oder irgendwo hingehen?
B: Das Tor auf der linken Seite zieht viel Aufmerksamkeit auf sich.
K: Möchten Sie es mit Ihrer Figur betrachten?
B: Ja.

B dreht ihre Figur so, dass der Blick (die Augen auf der Holzfigur) auf das Tor an der linken Seite gerichtet sind.

B: Ich spüre eine Offenheit.
K: Nehmen Sie einen Bewegungswunsch wahr, wenn Sie das Tor sehen?
B: Ich möchte jetzt zum Tor gehen.
K: Tun Sie das.
B: Ich bin neugierig.

B bewegt ihre Figur in Richtung Tor und steht kurz davor still.

K: Wie ist das?
B: Ich möchte wieder zurückgehen. Ich fühle jetzt eine Schwere.
K: Wo fühlen Sie diese Schwere?

B macht mit der Hand eine Bewegung vom Kopf nach unten.

K: Schauen Sie mal, was Sie jetzt tun wollen.

B hält ihre Figur für eine Weile fest ohne sie zu bewegen.

K: Wie ist das?
B: Unruhig.
K: Was sehen Sie?
B: Ich schaue auf das Tor.
K: Schauen Sie über das Tor nach außen?
B: Ja, ich schaue nach außen, da ist eine Menschenmenge.
K: Das Tor hält Sie davon ab, in die Menge zu gehen?
B: Ja.

K: Möchten Sie zurück in die Mitte gehen?
B: Ja.

B dreht ihre Figur um und schiebt sie langsam ins Zentrum zurück.

K: Wie ist das, wenn Sie Ihrem Tor den Rücken zukehren?
B: Ich fühle einen Druck.
K: Einen Druck?
B: Es ist ein unangenehmes Gefühl, wenn ich mit dem Rücken zum Tor stehe.
K: Möchten Sie immer noch zurück ins Zentrum gehen?

B verlagert ihre Figur zur Mitte (→ Abb. 3-2).

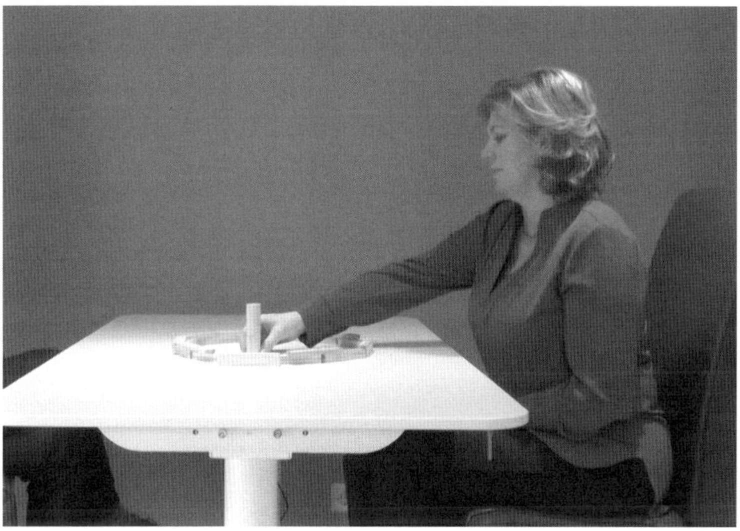

Abb. 3-2

K: Wenn wir hier die Oberwelt und dort die Unterwelt definieren würden.

K gibt mit der Hand den Raum über und unter dem Tisch an.

K: Waren Sie jemals in einem oder in beiden dieser Räume?
B: Ja, oben.
K: Darf ich fragen, wann das letzte Mal war?

B schließt die Augen und antwortet:

B: Ende August im letzten Jahr.
K: Wollen Sie etwas dazu sagen?

B: Es war nach einem langen Telefonat. Eine Freundin von mir war gestorben. Es klingt vielleicht etwas verrückt, aber ich habe nach dem Telefongespräch mit ihr Kontakt aufgenommen, ich habe mit ihr gesprochen.

K: Mit Ihrer verstorbenen Freundin? Wie viele Tage nach ihrem Tod war das?

B: Ein Tag.

K: Sie müssen die nächste Frage nicht beantworten, wenn Sie nicht möchten. Können Sie sich erinnern, als Sie zum ersten Mal in Ihrem Leben in der Welt oben waren?

B: Da war ich noch sehr klein.

K: Wie alt waren Sie damals?

B: Zwei, drei Jahre, schätze ich.

K: Sie erinnern sich noch daran?

B: Ja.

K: Wie war es, als dreijähriges Mädchen nach oben zu gehen?

B: Sicher, ruhig.

K: Und jetzt, als Ihre Freundin gestorben war, war das ähnlich?

B: Nein, das war ganz anders.

K: Was war der Unterschied?

B: Als ich sehr jung war, war die Welt oben, in der ich oft lebte, eine Form des Überlebens. Jetzt war mein Besuch oben eine Kontaktaufnahme mit meiner verstorbenen Freundin. Jetzt lebe ich viel mehr auf der Erde. Ich suchte bewusst den Kontakt oben. Als Kind lebte ich in höheren Sphären und es war umgekehrt, ich musste hinuntergehen, um mit dem irdischen Leben in Kontakt zu kommen.

K: Haben Ihre Mitmenschen bemerkt, dass Sie oft oben waren, Ihre Eltern, Geschwister oder Lehrer?

B: Als ich so jung war?

K: Ja.

B: Mir wurde oft gesagt, dass ich in einer Fantasiewelt lebe. Sie sagten das wörtlich so.

K: Die Fantasiewelt war die Welt oben, denn sie könnte auch unten sein.

B: Sie bestand aus Elfen.

K: Könnten Sie jetzt die Fantasiewelt oben besuchen?

B: Ja, das kann ich, glaube ich schon. Ich wusste nicht, dass wir das tun würden.

K: Was dachten Sie, was wir vorhatten?

B: Es ist in Ordnung.

K: Könnten Sie mit Ihrer Holzfigur zeigen, wie Sie mit drei Jahren nach oben gegangen sind? Machten Sie das im Alter von vier oder fünf Jahren oder sogar acht Jahren immer noch?

B: Ich tat es, bis ich zehn Jahre alt war.

K: Möchten Sie es jetzt versuchen?

B bewegt ihre Figur nach oben.

B: Ich schaue nach unten, aber nicht auf mich selbst. Ich ging nach oben und beobachtete die anderen, die Gärten der anderen.

K: Wessen Gärten haben Sie damals angeschaut?
B: Die Gärten meiner Eltern.
K: Wie war das, als Sie die Gärten Ihrer Eltern gesehen haben?
B: Traurig.
K: Und trotzdem haben Sie die Gärten Ihrer Eltern von oben angeschaut?
B: Es war einfacher, sie von oben zu sehen als von unten.
K: Und auch einfacher, als die Gärten Ihrer Eltern zu besuchen?
B: Ja.
K: Wie ist es, das jetzt zu tun? Kommt das Gefühl von damals zurück?
B: Es ist schön, hier oben zu sein, ein wunderbares Gefühl.
K: Können Sie sich selbst sehen und können Sie sich unten sitzen sehen?
B: Ich konnte mich damals nicht sehen, meine Eltern schon.
K: Wenn Sie jetzt Ihre Innenwelt aus dieser Höhe betrachten?
B: Dann möchte ich nach unten gehen.
K: Wie ist es, wenn Sie sich vorstellen, Sie sind jetzt das sechsjährige Mädchen und schauen auf den Garten des sechsjährigen Kindes?
B: Das ist nicht schön, das macht mich traurig.
K: Haben Sie deshalb nicht auf Ihre Innenwelt geschaut?

B ist berührt.
Nach einer Weile:

K: Möchten Sie zurückgehen oder möchten Sie dort bleiben?
B: Ist das mein jetziger Garten?
K: Ja.
B: Dann möchte ich zurückgehen.

B bewegt die Figur nach unten und stellt sie wieder in die Mitte, wobei die Figur auf das Tor vor ihr schaut.

K: Wie ist es, nach Ihrer Reise nach oben und Ihrer Zeitreise in die Vergangenheit zurück zu sein?
B: Es ist schön, wieder hier zu sein.
K: Wenn Sie jetzt in Ihrer Innenwelt sind, können Sie die Bilder aus der Kindheit sehen, als Sie ein sechsjähriges Mädchen waren?
B: Ich verstehe die Frage nicht.
K: Hat die Erfahrung von damals und die Reise, die Sie gerade gemacht haben, irgendeinen Einfluss auf die jetzige Wahrnehmung Ihres psychischen Innenraums?
B: Nein.
K: Sie sagten, bis Sie zehn Jahre alt waren, waren Sie viel auf dieser Höhe. Sind Sie als Erwachsene manchmal dort oder machen Sie keine Ausflüge mehr nach oben?
B: Jetzt gehe ich manchmal auch nach oben, aber mit einer ganz anderen Absicht.
K: Was ist jetzt Ihre Absicht?

B: Heilung.

K: Nach oben gehen hat für Sie eine heilende Wirkung?

B: Ja, es verbindet mich mit dem Universum.

K: Wollen wir das für einen Moment so stehen lassen und vielleicht zuerst schauen, was passiert ist, als Sie im August letzten Jahres Ihre verstorbene Freundin kontaktiert haben? Vielleicht können Sie das mit der Figur darstellen.

B geht mit der Holzfigur deutlich höher als zuvor.

B: Wenn ich jetzt aufwärts gehe, gehe ich höher. Beim Anschauen der fremden Gärten hatte ich vorher noch eine Empfindung, jetzt nicht mehr.

K: Wie ist das?

B: Vertraut.

K: Wie ist es dort?

B: Gut.

K: Was sehen Sie?

B: Ich habe im Moment keinen Kontakt zu der verstorbenen Freundin, aber ich bin in einer anderen Dimension. Ich will noch höher gehen, ich muss aufstehen.

B steht auf.

K: Was gibt es da, wenn Sie von einer anderen Dimension sprechen?

B: Es ist eine andere Welt. Ich stelle fest, dass es nicht nur schön, ruhig und liebevoll ist, sondern auch andere Seiten hat. Es gibt auch Wut und Enttäuschung.

K: Sehen oder hören Sie dort etwas?

B: Ich sehe Menschen, das klingt verrückt.

K: Sehen Sie Bekannte?

B: Ja, meinen Vater.

K: Lebt er noch?

B: Ja.

K: Was macht Ihr Vater dort?

B: Nichts.

K: Sehen Sie auch andere Menschen?

B: Das ist wirklich seltsam. Es ist eine andere Welt.

K: Sieht Ihr Vater Sie auch?

B: Ich glaube schon.

K: Wie ist das für ihn, wenn er Sie dort sieht?

B: Nichts Besonderes.

K: Haben Sie ihn dort schon öfters getroffen?

B: Ja.

K: Wann war das?

B: Erst kürzlich.

K: Und Ihre verstorbene Freundin, sehen Sie sie auch?

B: Ja, darf ich meine Augen schließen?
K: Natürlich.
B: Es ist sehr schön, sie dort zu sehen.

B weint.

K: Kann sie Sie auch sehen?
B: Ja.
K: Freut sie sich, Sie zu sehen?
B: Ja.
K: Als Sie sie im August gesehen hatten, haben Sie sich da oben getroffen?
B: Ja.
K: Einen Tag nach ihrem Tod?
B: Ja.
K: Sie sehen, wenn ich das richtig verstehe, lebende und tote Menschen da oben?
B: Sie scheinen zu leben, aber sie sind alle gestorben.
K: Aber Ihr Vater lebt, sagten Sie?
B: Nein, mein Vater ist gestorben.
K: Sie sind alle gestorben, die Sie da oben sehen?
B: Ja, ich glaube schon.
K: Wie ist es für Sie, unter den Toten zu sein?
B: Eigentlich gibt es keinen Unterschied. Sie sind aus Fleisch und Blut.
K: Darf ich fragen, wann Ihr Vater gestorben ist?
B: Vor fast 17 Jahren.
K: Und Sie haben ihn seitdem öfters besucht?
B: Ich besuche ihn nicht so oft, er kommt meistens vorbei.
K: Das verstehe ich nicht.
B: Er kommt hinunter. Ich gehe nicht bewusst in diese Dimension. Manchmal werde ich gerufen, aber auf eine andere Art und Weise, dann kommt er mir in den Sinn und ich gehe nach oben.

B sagt all dies mit geschlossenen Augen.

K: Wenn Sie von dort aus nach unten schauen, können Sie dann noch Ihren Garten sehen?
B: Nein.
K: Was sehen Sie, wenn Sie nach unten schauen?
B: Himmel.
K: Sie sehen die Erde nicht?
B: Nein, ich verliere den Kontakt zu ihr.
K: Möchten Sie oben bleiben?
B: Nur noch einen kurzen Moment.

B lächelt. Nach einer Stille bewegt sie ihre Figur nach rechts.

K: Sie bewegen jetzt Ihre Figur, merken Sie das?
B: Ja, ich bin zu ihm gegangen.

Nach einem weiteren langen Schweigen bewegt B ihre Figur ein wenig nach unten.

K: Darf ich fragen, auf wie viel Meter Höhe Sie jetzt sind?
B: So hoch wie ein Flugzeug, mehr als 1000 oder 2000 Meter.
K: Was passiert jetzt, wenn Sie abwärts gehen?
B: Es sieht so aus, als befände ich mich in einer mittleren Schicht. Vielleicht ist diese Schicht dort oben nicht so hoch wie 1000 Meter, vielleicht 100 Meter.

B bewegt die Holzfigur weiter nach unten. Wenn die Figur auf Schulterhöhe ist, sagt sie:

B: Jetzt sehe ich meine Innenwelt wieder.
K: Was sehen Sie dann?
B: Einen kleinen Garten.
K: Wie ist Ihre Grenze, ist es wichtig, dass Sie eine Grenze haben?
B: Für mich ist es wichtig, eine Grenze zu haben.
K: Wie ist es, Ihr Tor aus dieser Höhe zu sehen?
B: Das Tor ist höher als meine Grenze. Es ist einfacher, über meine Grenze zu schauen als über mein Tor. Das kann ich erst jetzt erkennen. Es ist gut, wenn ich jetzt zurückkehre.

B stellt ihre Figur wieder in die Mitte ihres Raumes (→ Abb. 3-3).

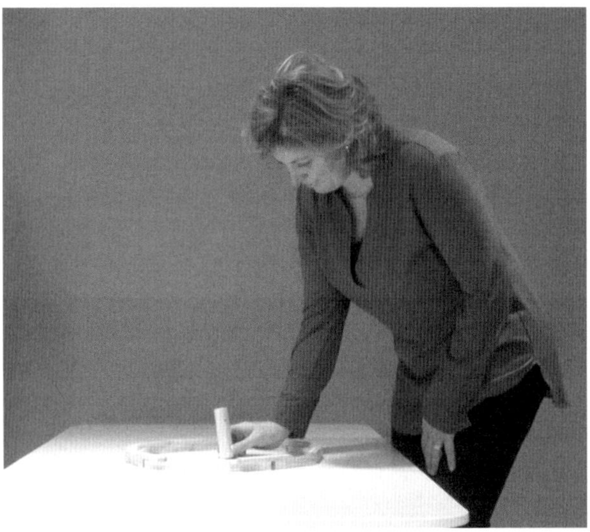

Abb. 3-3

K: Wie ist es, wieder unten zu sein, mit beiden Füßen auf dem Boden?
B: Gut.
K: Wenn Sie jetzt von unten nach oben schauen, können Sie das Gleiche wie vorher sehen, als Sie oben waren?

B kippt ihre Figur ein wenig rückwärts, damit sie nach oben schauen kann.

B: Ja, es sieht gleich aus, die Menschen sehen auch gleich aus.
K: Wie kann man die Distanz zwischen hier unten und der Welt da oben feststellen?
B: Oben konnte ich die Menschen berühren, jetzt kann ich das nicht mehr, sie sind sehr weit weg. Zwischen mir und den Menschen oben gibt es jetzt eine Distanz. Jetzt kann ich auch nicht mehr mit ihnen kommunizieren, dazu müsste ich wieder nach oben gehen.

B stellt ihre Figur wieder auf.
Nach einer Pause:

K: Ihre Mutter lebt noch?
B: Ja.
K: Weiß Ihre Mutter, dass sie nach oben gehen und mit Ihrem Vater dort sprechen können? Lebten Ihre Eltern zusammen oder waren sie geschieden?
B: Sie haben sich getrennt, als ich drei Monate alt war, aber die Scheidung dauerte zehn Jahre.
K: Dann stelle ich die Frage anders: Hat Ihr Vater nach seinem Tod Menschen von oben gerufen, die nicht wussten, dass wir Menschen uns mental auf eine höhere Ebene begeben können?
B: Meine Schwester. Ich weiß nicht, ob sie weiß, wie man nach oben gehen kann. Ich kann mir vorstellen, dass er sie oft ruft.
K: Wäre das etwas, was Sie ihr sagen könnten?
B: Nein, ich glaube, es würde ihr das Leben nur schwerer machen.
K: Und Ihr Vater ruft sie trotzdem?
B: Ja.
K: Oder können Sie sich vorstellen, wenn Sie das nächste Mal zu Ihrem Vater gehen, Ihre Schwester zu fragen, ob sie mitkommen will?
B: Dann wird sie nicht mehr zurückkehren.
K: Das ist es, wovor Sie sich fürchten?
B: Ob ich davor Angst habe? Es würde uns beiden, vielleicht uns allen drei, Seelenfrieden geben.
K: Das verstehe ich nicht.
B: Für meine Schwester würde es Frieden bringen, wenn sie oben bleiben könnte. Sie hat psychische Probleme. Und alles hat mit meinem Vater zu tun.
K: Vielleicht würde es ihr auch guttun, Ihren Vater zu besuchen und dann zurückzukommen?

B nickt.

B: Ich gönne ihr vor allem Ruhe.

Es folgt ein längeres Schweigen.

K: Wie fühlen Sie sich jetzt?
B: Ich bin in meinem eigenen Garten und fühle mich geerdet. Ich schaue nicht nach außen. Das Tor hält mich davon ab, mich umzusehen.
K: Wir können jetzt eine Pause einlegen oder mit der Unterwelt weitermachen. Sie können natürlich auch sagen, dass es genug war.
B: Ich bin neugierig auf die Welt unter mir. Ich kann es mir nicht vorstellen. Ich mache gerne weiter, für mich ist es ein Forschen. In dem Moment, als Sie das Wort Unterwelt ausgesprochen haben, verband ich mich gleich mit dieser Dimension.
K: Was fühlen Sie dabei?
B: Das ist eine ganz andere Erfahrung als oben. Diese Schicht ist transformativ.
K: Die Unterwelt?
B: Ja, dort findet die Verwandlung zur Liebe statt.
K: Sie sagten vorhin, dass Sie noch nie unten waren?
B: Ich habe noch nie mit jemandem unten Kontakt aufgenommen. Wenn ich meditiere, gehe ich oft nach unten.
K: Wie machen Sie das?
B: Visuell. Ich komme mit meinem physischen Körper in eine energetische Umlaufbahn, zum Beispiel wenn ich Baumwurzeln visualisiere, dann gehe ich in die Erde.
K: Machen Sie das oft?
B: Regelmäßig.
K: Wenn Sie möchten, können Sie das vielleicht zusammen mit Ihrer Figur machen?

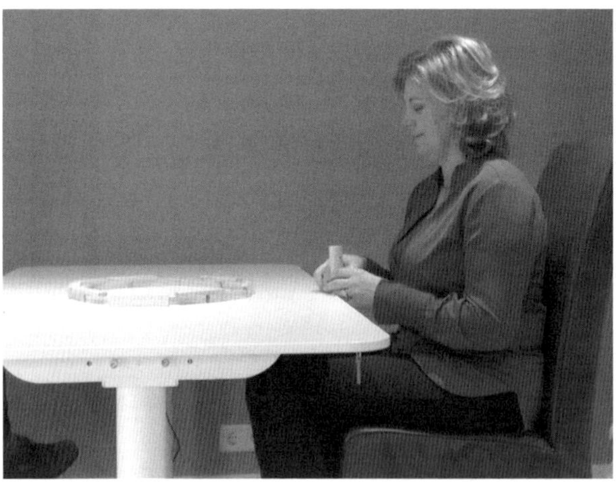

Abb. 3-4

B: Darf ich meine Augen schließen?
K: Natürlich.

B nimmt ihre Figur und geht mit ihr an den Rand des Tisches (→ Abb. 3-4).

B: Ich habe ein Loch in der Mitte meines Gartens gemacht. Ich gehe jetzt hinunter. Wenn ich spreche, neige ich dazu, wieder nach oben zu gehen.

B hält nun die Figur unter dem Tisch, in der Mitte unter ihren mit den Hölzchen dargestellten Innenraum (→ Abb. 3-5).

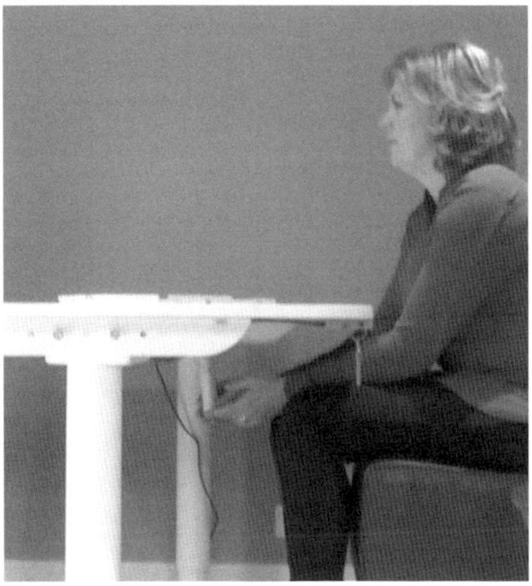

Abb. 3-5

K: Ist das das gleiche Gefühl wie bei der Meditation?
B: Ja, ich fühle mich getragen.
K: Wie tief sind Sie jetzt unter der Erde?
B: Einen Meter mit dem Kopf unter der Erde, ich sitze.
K: Wo sind Sie?
B: Es gibt Umlaufbahnen, es ist rund, wie sagt man das? Was ich sehe, ist eine Art unterirdische Arena. Ich bin in der Mitte, wo das Licht ist. Am Rand ist es dunkel.
K: Sitzen Sie dort allein?
B: Ich bin allein.
K: Wenn Sie meditieren, kommen Sie dann in diesen Raum?
B: Ja.
K: Sie haben diesen Raum während der Meditation schon gesehen?
B: Nein, ich bin noch nie so bewusst hinuntergegangen.
K: Könnten Sie noch weiter nach unten gehen?
B: Es ist dunkel unter mir.

K: Gehen Sie manchmal dorthin?
B: Nein, noch tiefer zu gehen ist beängstigend.
K: Was machen Sie in diesem Raum?
B: Es ist schön hier, es entsteht eine Welt, eine Welt voller Blumen. Es entsteht eine neue Landschaft.
K: Sehen Sie, wie die Landschaft entsteht?
B: Ja.
K: Der Raum wird auch größer?
B: Ja, es ist sehr schön hier. Ich sitze nicht mehr, ich stehe jetzt und sehe Vögel und die Natur.
K: Wenn Sie nach oben schauen, können Sie den Boden Ihres Gartens sehen?
B: Ja, ich sehe die Wurzeln einer Eiche, wie lustig.
K: Waren Sie als Kind schon in diesem Raum?
B: Ich war auch schon hier. Es ist so grün, so schön hier.
K: Erinnern Sie sich, ob Sie das als Kind auch gesehen haben?
B: Ich weiß es nicht, ob ich genau hier gewesen bin, aber an einem ähnlichen Ort.
K: Hören Sie auch Musik?
B: Ich höre die Vögel singen.
K: Ist es in Ordnung, wenn ich versuche, diesem Ort einen Namen zu geben?
B: Ja.
K: Es ist klingt wie das Paradies.
B: Ja, ja genau.
K: Wenn es da unten so schön ist, warum gehen Sie dann wieder nach oben in Ihren psychischen innenraum?
B: Ich bin auch gerne in meinem inneren Garten. Ich bin hier auch so allein.
K: Es gibt keine anderen Personen?
B: Nein.
K: Wenn Sie wieder nach oben gehen, möchten Sie etwas mit nehmen?
B: Ja, Frieden und Weisheit.
K: Unten ist auch Weisheit?
B: Ja, weil dort alles so schön ist.
K: Möchten Sie wieder nach oben gehen oder wollen Sie noch ein bisschen unten bleiben?
B: Wenn ich das nächste Mal eine Klausurtagung mache, werde ich zehn Tagen hier sitzen. Jetzt ist es wahrscheinlich praktischer, wenn ich wieder nach oben gehe.
K: Darf ich Ihnen eine Rückmeldung geben, ist das in Ordnung?
B: Ja.
K: Sie haben gerade eine Träne auf dem Tisch vergossen.
B: Das habe ich nicht bemerkt. Ich brauche nicht zu weinen.
K: Als Sie die paradiesische Landschaft beschrieben haben, haben Sie da keine Tränen bemerkt?
B: Nein, jetzt kommen die Tränen, als ob der Wasserhahn geöffnet wird.
K: Berührt Sie etwas?

B: Nein, nicht bewusst.

K: Möchten Sie immer noch unten bleiben?

B: Es ist sehr schön unten, ich fühle keinen Druck, aber es ist gut, wieder nach oben zu gehen.

B bewegt ihre Figur sehr langsam zurück an den Rand des Tisches und dann aufwärts. Sie stellt die Figur wieder in ihren psychischen Innenraum.

K: Wie ist es, wieder in Ihrer Innenwelt zu sein?

B: Es ist ganz anders als unten, es ist eine ganz andere körperliche Wahrnehmung. Es ist stabil und gut.

K: Sehen Sie das Loch in der Mitte Ihres Gartens?

B: Es schließt sich jetzt, es schließt sich mit Erde. Ich schaue mich in meinem Innenraum um und sehe schöne und weniger schöne Dinge.

K: Haben Sie den Frieden und die Weisheit mitgebracht?

B: Ja, ich habe sie mitgenommen.

K: Was machen Sie damit?

B: Ich lege den Frieden zum Tor auf der linken Seite und die Weisheit zum anderen Tor. Darf ich sie dort hinlegen? Ich werde ein kleines Ritual machen.

K: Ja, natürlich.

B bewegt ihre Figur zum Eingangstor und bleibt dort eine Zeit lang stehen. Dann bewegt sie ihre Figur zum anderen Tor.

K: Wie geht es Ihnen?

B: Es könnte noch mehr Gelassenheit da sein.

K: Da kommt eine Frage bei mir auf, ist es okay, wenn ich sie stelle?

B nickt.

K: Wenn Sie jemand jetzt in Ihrem Garten besuchen würde, könnte diese Person sehen, dass dieser Frieden anders ist als unser Frieden, dass er aus einer anderen Welt kommt?

B: Das kann ich nicht beantworten.

K: Und in Bezug auf die Weisheit?

B: Ja, diese Person kann das wahrnehmen. Es ist eine geerdete Weisheit, keine kognitive Weisheit.

K: Möchten Sie wieder zurück in die Mitte gehen?

B verschiebt ihre Figur zurück in die Mitte.

B: Jetzt kann ich nach außen schauen.

K: Darf ich sagen, was mir in Bezug auf Ihre Schwester noch kommt?

B: Ja.
K: Vielleicht können Sie ihr etwas von dem Frieden und der Weisheit schenken, die Sie mitgebracht haben?

B schließt ihre Augen, lächelt und sagt:

B: Das könnte sie gebrauchen.

Nach einer Stille:

K: Möchten Sie noch etwas sagen?
B: Es ist in Ordnung so.
K: Dann belassen wir es hierbei. Ich räume später auf, wenn Sie draußen sind. Ist das in Ordnung?
B: Ja. Ich danke Ihnen sehr.

Nachtrag Brigitta

Viele Menschen, auch in Europa, meditieren täglich. Im Erstgespräch mit einem neuen Patienten frage ich immer danach. Haben Sie Erfahrung mit Meditieren, Yoga, Tai-Chi oder Qi Gong? Die meisten geben an, schon so etwas gemacht zu haben oder in der aktuellen Lebensphase regelmäßig zu meditieren. Wenn ich in einer späteren Sitzung darauf zurückkomme und präziser nachfrage, zeigt sich, dass ganz Unterschiedliches damit gemeint wird. Die einen kommen zu sich, gehen mit ihrer Aufmerksamkeit in ihre Innenwelt, zentrieren sich, andere machen genau das Umgekehrte, sie dissoziieren und lassen sich zum Beispiel durch Klänge mitnehmen. Brigitta sagt, dass wenn sie meditiere, sie nach unten geht, indem sie Baumwurzeln visualisiert und in der Vorstellung mit ihrem Körper in die Erde geht.

Martijn wollte nicht mit seiner Figur nach unten gehen, das löste Angst aus. Joke verliert, wenn sie sich mit ihrer Figur unter der Erde befindet, den Kontakt zur Innenwelt. Dies sei unangenehm und sie will nicht länger unten bleiben.

Bereits mehr als tausend Jahre vor Christus ist das ägyptische Totenbuch alt. Der eigentlichen Titel lautete »Sprüche vom Herausgehen bei Tage«. Es geht im Totenbuch vor allem um die Einweihung in die Geheimnisse der Unterwelt und die Versorgung mit Wissen über das Unterirdische (Stadler 2014). Noch älter sind die Unterweltsbücher, die die vier Bücher Amduat (Duat = Unterwelt), dessen originaler ägyptischer Titel »Die Schrift des verborgenen Raumes« lautet, das »Pfortenbuch«, das »Höhlenbuch« und das »Buch der Erde« beinhalten. Das in den Unterweltsbüchern zusammengestellte Wissen umfasst die Phänomene, die Charakteristika und Topographie der Unterwelt, nebst den Namen der dort befindlichen Götter, Dämonen und Beschreibungen der Gefahren auf der unterirdischen Reise (Stadler 2014). Nach ägyptischer Vorstellung der Unterwelt ist dies kein Ort der Stille. Es werden häufig Lauten erwähnt, die sonst sexuelle Assoziationen innerhalb der ägyptischen Literatur haben, weshalb sie auf das Thema der Regeneration und Verjüngung hinweisen (Stadler 2014). Mehrere Reisebeschreibungen in die Unterwelt (Katabasis) finden wir in der griechischen Mythologie, zum Beispiel steigt Orpheus herunter, um Eurydike zurück zu den Lebenden zu führen. Auch Herakles wurde zum Hadesgänger (Hades ist nach griechischer Vorstellung das Totenreich oder Jenseits) und erfüllte in der Unterwelt eine seiner zwölf Aufgaben (Männlein-Robert 2014). Im Vergils Buch Aeneis, das berühmteste lateinische Buch und Gründungsmythos des römischen Reiches, steigt die Hauptperson Aeneas am Avernussee in die Unterwelt ab. Dort wird er mit der eigenen Schuld konfrontiert, die jedoch ohne Folgen bleibt (Baier 2014). In den meisten christlichen Höllenvorstellungen findet die Verdammnis der sündhaften Menschen in der Unterwelt statt (Bründl 2014). Mit der Divina Commedia hat Dante Alighieri kurz nach 1300 die literarische Auseinandersetzung mit dem Unterirdischen auf eine neue Stufe gehoben. Mit der Hölle durchwandert Dante einen logisch durchgliederten Kosmos, in dem jeder erdenklichen Sünde ein genau definierter Ort der Strafe zugewiesen wird (Dombrowski 2014). Die Hölle gewinnt zwischen dem 14. und 16. Jahrhundert eine neue Sichtbarkeit und Prominenz: Dichter, Künstler, Theologen, Mönche, einfache Gläubige – jeder spricht von der Hölle und ihren Qualen (Minois 1994). Die Hölle wird, so Minois, ein Thema wie jedes andere. Ihre Ästhetisierung ist in theologischer Hinsicht Indiz ihrer fortschreitenden Neutralisierung (Minois 1994). In unserem westlichen und christlichen Alltag spielt die Hölle kaum eine Rolle mehr.

Die älteste Geschichte über eine unterirdische Reise ist jedoch die Erzählung über die sumerische Heldin und Königin des Himmels Inanna, Tochter des Mondgottes und der Mondgöttin. Der auf Tafeln in Keilschrift festgehaltene Abstieg in die Unterwelt ist wahrscheinlich rund 1750 Jahre vor Christus geschrieben und ruhte fast 4000 Jahre lang im Sand. Der ursprüngliche Text umfasst ungefähr 400 Zeilen auf 30 Tontafeln und ist fast unbeschadet erhalten geblieben. Innanas Abstieg in die Hölle, wo sie ihre Schwester Ereskigal besucht und vom Thron des unterirdischen Reiches stoßen möchte, ist die älteste Ursprungsversion all dieser düsteren Geschichten (Tokarczuk 2022). Die Nobelpreisträgerin für Literatur Tokarczuk hat der Göttin »Anna In« neues Leben eingehaucht. In ihrem gleichnamigen Roman »Anna In, eine Reise zu den Katakomben der Welt« beschreibt sie die unterirdischen Räume:

> Hier in der Unterwelt, ist der Sehsinn ein unnötiger Luxus – was nützen schon Augen in diesem allgegenwärtigen Dunkel? Alles kenne ich in- und auswendig, käme allein mit dem Tastsinn zurecht, könnte mit meinen Fingerspitzen jeden neuen Tag erspüren. (Tokarczuk 2022, S. 123)

Und:

> Groß ist unsere Verantwortung hier unten, wir sind die Hüter einer Welt, die ganz zu Anfang geschaffen wurde. Dort oben zu sein, zu wetteifern und zu kämpfen, Familien zu gründen und Kinder in die Welt zu setzen, Felder zu bestellen, Städte zu errichten, Kanäle auszuheben – das ist nichts für uns. (ebd., S. 49)

Und:

> Die Königin der Unterwelt, die Schwester Ereskigal erhielt als Erstgeborene die Totenhäuser, die Klagen, der Schmerz, die Dunkelheit, der Staub. Sie erhielt das Wichtigste – das Fundament der Welt, ihre feuchten Kellerhöhlen, die Ewigkeit, die Unabhängigkeit, die Erneuerung, Befreiungsscheine vom Wirken der Zeit, eine kühle Neutralität, das Privileg, nicht zu existieren auf den Karten der Welt. Letzten Endes aber besucht ein jeder dieses Land. (ebd., S. 36)

Wenn in diesem Kapitel Brigitta hinuntergeht, kommt sie in einen Raum, in dem sie sich getragen fühlt. Der Raum ist hell und am Rande dunkel. Sie sieht Blumen, Baumwurzeln und hört Vögel singen, also ganz anders als die oben erwähnten dunklen Geschichten über die Hölle.

Mircea Eliade beschreibt in seinem Buch »Schamanismus und archaische Ekstasetechnik« (Eliade 1975) in Bezug auf unterschiedlichste Völker eine Vielzahl von Reisen in die Unterwelt. Mit Ritualen, Trommelmusik und viel Symbolik, zum Beispiel Geschenke mitzubringen für die unterirdischen Pförtner oder gemeinsames Singen, wird die Unterwelt erreicht. Unten können auch Heilungssitzungen durchgeführt werden. Die schamanische Reise ist keine innere Reise. Man taucht nicht ins Unbewusste oder Unterbewusste ein (Zumstein 2001). Zumstein beschreibt, wie man in die Erdöffnung eintreten kann und ohne zu zögern in die Tiefe der Erde gehen, sich auf den Weg zum Ursprung des Bewusstseins machen kann. An diesem Ort wird die eigene Lebensgeschichte und jene der ganzen Menschheit hinter sich gelassen. Es kann sein, dass dort ein Krafttier als »Gefährte fürs Leben« wartet (Dalichow 2000).

Ob die Vögel, die Brigitta wahrnimmt, verwandt sind mit Krafttieren, wissen wir nicht. Brigittas Zustand hat nichts Ekstatisches. Sie ist während der ganzen Sitzung ruhig und gesammelt. Auch sucht sie unten keine Heilung für ein Leiden. Sie nimmt dort einen Frieden und Weisheit wahr. Am Anfang sagte sie, dass unten eine Verwandlung zur Liebe stattfindet. Frieden, Weisheit und Liebe haben natürlich eine heilende Wirkung, aber nicht spezifisch auf ein Leiden oder Krankheit zugeschnitten. Sie sind von einer größeren Dimension, so wie es der schwedische Naturforscher und Mystiker Emanuel Swedenborg im 18. Jahrhundert schon formuliert hat: »Liebe und Weisheit sind Träger des Bewusstseins selbst, sie sind unsere Lebensenergie, das in uns wirksame Göttliche« (Swedenborg 1771, S. 77). Swedenborg sagt, dass es in allem Geschaffenen der Welt ein »Inneres« und ein »Äußeres« gebe (ebd, S. 55). Er glaubte, dass die Verbindung des Menschen mit dem Größeren vom Inneren ausgehen muss, weil alles von innen heraus mit dem Ganzen verbunden ist. Auch bei Brigitta bekommen wir den

Eindruck, dass sie über ihre Innenwelt Zugang zu diesem Frieden, der Weisheit und der Liebe bekommt.

Sieben Fragen

- Sind Sie sich bewusst, dass sich unter Ihren Füßen die 35 Kilometer dicke Erdkruste mit Gestein befindet und darunter der 6000 Grad heiße innere Erdkern? Vergegenwärtigen Sie sich manchmal, dass unter der Oberfläche Wurzeln, Pilze, Säugetiere, Insekten und Mikroben ein eigenes Biotop erschafft haben. Wie ist das für Sie?
- Zieht es Sie manchmal nach unten in Keller, Tiefgaragen, Höhlen, unterirdische Gewölbe, oder haben Sie Lust im Meer zu tauchen?
- Käme eine schamanische Reise in unterirdische Gefilde für Sie infrage?
- Löst das Neugier oder eher Angst aus?
- Haben Sie sich als Kind gerne unter dem Bett, in einem Graben, im Untergeschoss oder einer Höhle versteckt?
- Wie ging es Ihnen dort?
- Träumen Sie manchmal von unterirdischen Räumen und Orten?

Vier Anregungen für die spirituelle Arbeit

- In vielen angeleiteten Imaginationen finden Sie Aspekte von unterschiedlichen schamanischen Traditionen. Versuchen Sie einmal selbst eine imaginäre Reise zu machen. Im Internet finden Sie dazu viele Möglichkeiten oder bitten Sie jemanden aus Ihrem näheren Umfeld, zum Beispiel eine Anleitung vorzulesen.
- Wenn Sie in einem therapeutischen Setting eine imaginäre Reise anleiten, fragen Sie dabei Ihren Patienten nach seinen körperlichen Empfindungen. Die imaginierten Bilder können neue Welten eröffnen, neue Perspektiven erkennen lassen und bisher nicht genutzte Ressourcen aktivieren.
- Viele Menschen haben Angst, ihren Arzt oder Therapeuten von ihrer Teilnahme an schamanischen Ritualen zu erzählen. Sogar der Partner wird manchmal nicht darüber informiert. In der therapeutischen Sitzung dürfen Sie explizit nach Ritualen, Heilungszeremonien oder »esoterischen« Zusammenkünften und deren Wirkung fragen.
- Meditieren Sie auch zusammen mit Ihrem Patienten. Als Therapeut können Sie am Beginn der Sitzung eine gemeinsame Meditation vorschlagen. Oft fällt es dem Patienten anschließend leichter, über spirituelle Themen zu sprechen.

4 Susanne

Susanne = S; Klaus = K

S baut mit den Hölzchen die Umzäunung ihrer Innenwelt.

K: Ich habe den Eindruck, Sie haben Ihre Abgrenzung recht präzise dargestellt, stimmt das? (→ Abb. 4-1, auf dem Foto sitzt S rechts)
S: Ja.
K: Wenn Sie Ihre Umzäunung jetzt sehen, was fällt Ihnen auf?
S: Die zwei Öffnungen.

S zeigt auf die Öffnung, von ihr aus gesehen hinten (in der Abbildung 4-1, rechts im Bild) und auf die kleine Öffnung von ihr aus gesehen auf der linken Seite (→ kleinen breiten Pfeil in der Mitte der Abbildung).

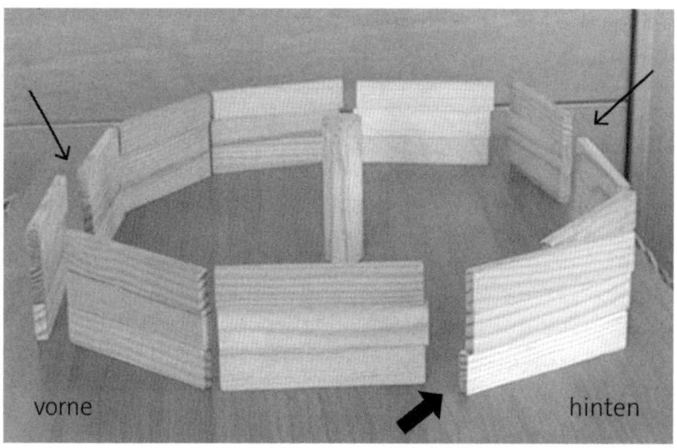

Abb. 4-1

K: Vorne war ganz am Anfang auch eine Öffnung zu sehen. Sie haben diese Lücke anschließend mit drei Hölzchen geschlossen. War das auch ein Eingang? (→ Abb. 4-1, Pfeil vorne und links dargestellt)
S: Ja, das stimmt. Zuerst dachte ich, dass es dort offenbleiben könnte, weil ich mich hier in der Sitzung öffnen möchte, dann war es doch besser, ein Tor hineinzumachen.
K: Wie geht es Ihnen jetzt in Ihrem Innenraum?
S: Gut. Mir kommt gleich eine Frage.

S zeigt auf die Öffnung im linken Zaunbereich (→ Abb. 4-1, kleiner breiter Pfeil).

S: Warum habe ich die Öffnung dort so dargestellt, frage ich mich?
K: Überrascht Sie das?
S: Ja, ich vermute, es ist das Türchen für meine Tochter.
K: Haben Sie hinten so etwas wie eine Schiebetür (→ Pfeil rechts, Abbildung 4-1)?
S: Die Tür ist neu entstanden.
K: Wie alt ist sie?
S: Vielleicht nur ein paar Tage alt. Mir fällt etwas dazu ein. Am Wochenende hatte ich ein schönes Gespräch mit meiner Mutter über Themen aus der Vergangenheit. Meine Mutter hatte sich geöffnet und ich mich auch. Es war heilsam für uns beide. Ich finde es jedoch merkwürdig, dass es seither hinten offen ist.
K: Das verstehe ich auch nicht. Sie haben gesagt, Sie haben sich während diesem Gespräch geöffnet. Haben Sie sich hinten geöffnet?
S: Vielleicht, weil wir hauptsächlich über die Vergangenheit gesprochen haben. Wir schauten gemeinsam zurück. Diese Energie ist immer noch vorhanden.
K: Im positiven Sinne?
S: Ja, ich glaube schon.
K: Aus systemischer Sicht würde Ihre Mutter eher hinter Ihnen stehen. Vielleicht haben Sie sich deswegen hinten geöffnet?
S: Ich habe nicht das Bedürfnis, den Raum dort wieder zu schließen.
K: Möchten Sie Ihre Figur einmal drehen, sodass Sie von innen aus dort hinschauen können?

S dreht langsam ihre Figur.

S: Es ist für mich jetzt stimmig, dass es da offen ist.
K: Könnte es irgendwann mal einen Grund geben, das Tor dort wieder zu schließen?
S: Mein Blick nach hinten hilft meiner Mutter und mir im jetzigen Zusammensein nicht viel. Ich habe jedoch keine Sicherheit, dass dort nicht doch etwas in meinen Raum kommen könnte.
K: Das heißt, wenn Sie sich wieder nach vorne drehen würden, könnte es doch sinnvoll sein, den Raum dort zu schließen?
S: Ja, soll ich den Raum zumachen?
K: Wenn Sie wollen.

S schließt die Öffnung mit drei Hölzchen (→ Abb. 4-2).

S: Jetzt ist es besser. Vorher habe ich noch den Schmerz meiner Mutter wahrgenommen. Das hat jetzt aufgehört. Bei ihr sind auch Schuldgefühle da, die sie ausgesprochen hat. Die gehören nicht zu mir.
K: Darf ich etwas zum Bild sagen?
S: Ja.

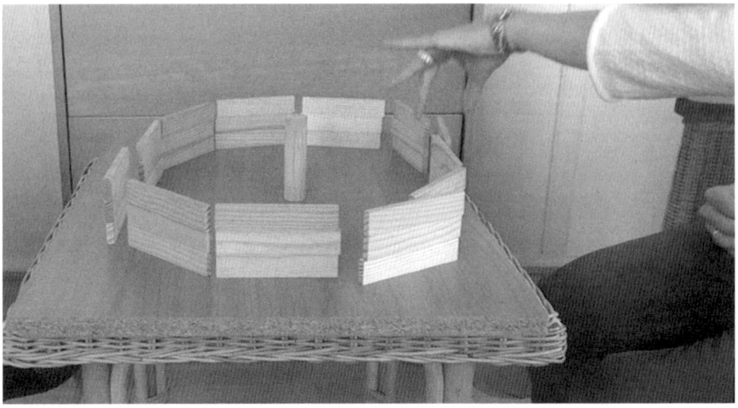

Abb. 4-2

K: Die neu hinzugefügten Hölzchen hinten sehen auch ein bisschen wie eine Tür aus.

S: Ja, ich finde es aber nicht gut, wenn es eine Tür wäre. Ich muss mit den neuen Hölzchen den Zaun dort richtig schließen

S verschiebt die Hölzchen, schließt den Raum hinten, der gleichzeitig dadurch auch größer wird (→ Abb. 4-3).

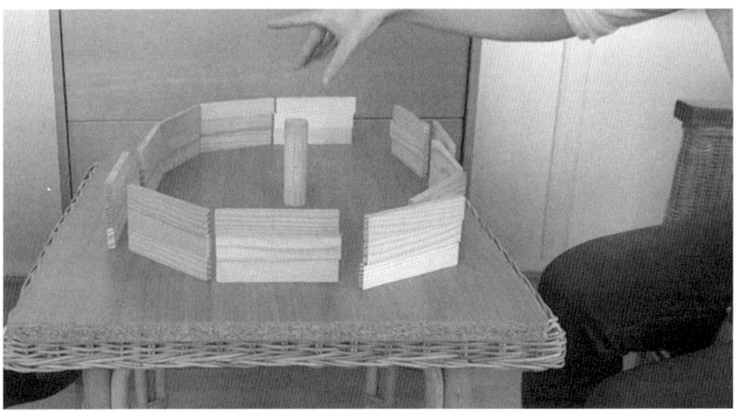

Abb. 4-3

S: So ist es viel besser.

K: Man könnte sagen, dass vier Tagen nach dem Gespräch mit Ihrer Mutter, Ihr Innenraum größer geworden ist.

S: Ja.

K: Wie ist diese Feststellung?

S: Ich habe das Gefühl, rechts im Innenraum ist es okay so, links jedoch noch nicht.

Ich glaube, links muss ich das Tor auch schließen. Meine Tochter weiß trotzdem, wo der Eingang ist.

S erweitert auch links den Raum und schließt damit das Törchen der Tochter.

S: Beim Körpertherapeut war meine linke Seite auch nicht optimal. Es ist immer noch nicht ideal, ich weiß nicht, warum.
K: Möchten Sie einmal mit Ihrer Figur dort hinschauen?
S: Ich habe den Eindruck, dort links liegt etwas, was nicht zu mir gehört. Themen von meinem Vater befinden sich dort. Ich glaube ein alter Schmerz von ihm. Ich muss genau hinschauen.
K: Ich schlage vor, dass wir heute nicht dort hinschauen, weil Sie ja vorhaben, nach oben zu gehen. Vielleicht können Sie dann aus der Höhe hinunterschauen und Neues erkennen. Wäre das okay für Sie?
S: Ja.
K: Möchten Sie trotzdem etwas Symbolisches für den Schmerz Ihres Vaters hinlegen?
S: Ja, das ist eine gute Idee.
K: Möchten Sie einen Stein?
S: Ich kann auch Hölzchen dazu benützen.

S legt mehrere Hölzchen hin.

S: Ich bräuchte noch mehr Material, um Vaters Schmerz darstellen zu können.

S legt weitere Hölzchen dazu (→ Abb. 4-4).

S: Ich hätte nicht gedacht, dass es so viel ist.
K: Was glauben Sie, wie geht es Ihrer Tochter, wenn sie dort in Ihren Raum eintritt?

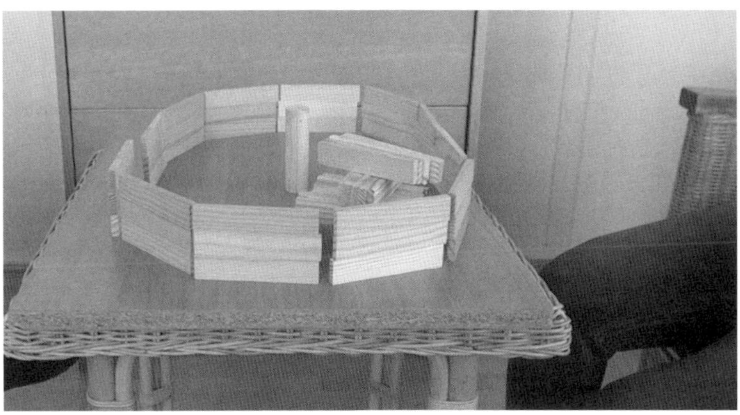

Abb. 4-4

S: Das ist nicht gut.

K: Seit wann sind die Hölzchen da?

S: Ein Teil war schon immer da, ein anderer Teil ist erst vor drei Wochen dazu gekommen.

K: Klopft Ihre Tochter seit drei Wochen weniger oft bei Ihnen an?

S: Nein, sie kommt viel zu mir, will oft kuscheln. Das hat sich nicht geändert.

K: Wir haben im Vorfeld darüber gesprochen, dass wir heute die vertikale Dimension untersuchen möchten. Wie haben Sie das in Erinnerung?

S: Ich habe schon öfters von Fremdenergien gesprochen. Von einer Frau habe ich ein Konzept bekommen, die das anders benennt. Von ihr habe ich auch Werkzeuge erhalten, mit denen ich Fremdenergien entfernen kann. Es sind drei Begriffe, die dabei wichtig sind – die Trauer, die Angst und die Wut. Mein Zorn kann sehr stark und auch zerstörerisch werden.

K: Was hat das mit der vertikalen Dimension zu tun?

S: Wenn ich mit diesen fremden Energien zu tun habe, reagiere ich nicht auf der horizontalen Ebene, sondern oberhalb.

K: Habe ich es richtig verstanden, wenn diese Dynamik auftritt, steigen Sie auf?

S: Ja, ich gehe aufwärts und verkrampfe mich. Das kenne ich beim horizontalen Hinausgehen, beim Dissoziieren nicht.

K: Wenn Sie die vielen Hölzchen Ihres Vaters links in Ihrem Raum sehen, nehmen Sie dann auch einen nach oben gerichteten Bewegungswunsch wahr?

S: Nein. Wenn ich jetzt hinschaue, sehe ich, dass Vaters Belastendes viel und heftig ist und ich mich darum kümmern muss. Auch wenn es mich erschüttert, kann ich jetzt bei mir bleiben. Ich nehme keinen Bewegungsimpuls wahr.

K: Sie müssen deswegen nicht aufwärts gehen?

S: Nein.

K: Wann war es das letzte Mal, dass sie aufsteigen mussten?

S: Heute Morgen.

K: Das war wegen etwas anderem?

S: Ja, ich war im Badezimmer und nahm eine Energie wahr. Ich bemerkte, dass es einer Person nicht gutgeht.

K: Also im Badezimmer dachte jemand an Sie, und Sie spürten, es gehe ihr nicht gut? Wissen Sie, wer das war?

S: Ich bin noch nicht so weit, dass ich die Person erkennen kann. Es geschieht einfach, es ist wie ein Reflex, wie ein Erstarren, eine Angst. Angst, dass das Fremde stärker werden könnte. Ein aufsteigender Druck entsteht.

K: Wenn Sie wollen, können Sie mit Ihrer Holzfigur diese Situation von heute Morgen darstellen. Was meinen Sie dazu?

S: Ja.

K: Ich schlage vor, dass Sie Ihre Figur in die gleiche Position wie heute Morgen hinstellen als Sie im Badezimmer waren.

S dreht ihre Figur mit dem Blick nach vorne gerichtet.

S: Ich stand ein bisschen unter Druck, weil meine Tochter schon im Kindergarten sein sollte. Da war ich mit meinem Aufmerksamkeitsstandort wahrscheinlich schon draußen.
K: Müssten Sie die Figur dann außerhalb Ihres Raumes stellen?
S: Ja, soll ich das machen?
K: Ja.

S bewegt ihre Holzfigur über den Zaun und stellt sie vor ihrer Tür.

K: Jetzt sind Sie schon ein bisschen geflogen, als Sie sich über den Zaun bewegt haben. Entspricht dies die Situation von heute Morgen? Können Sie jetzt die erwähnte Energie wahrnehmen?
S: Ja.
K: Von wo kommt sie?
S: Sie kommt von links vorne oben.
K: Sie kommt zu Ihnen?
S: Das ist schwierig zu beantworten. Ich empfinde einen leiblichen Schmerz.
K: Dann müssten Sie eigentlich in Ihrem Raum sein. Wir können das mal testen, indem Sie Ihre Figur wieder in Ihren Innenraum stellen.

S stellt ihre Figur ins Zentrum ihres Raumes.

K: Wenn Sie sich jetzt vorstellen, von links oben, von vorne kommt diese Energie? Was geschieht dann?
S: Sie berührt meinen Leib. Ich nehme die Berührung und eine Wut wahr.
K: Wenn die fremde Wut Sie berührt, was geschieht dann in Ihrer Innenwelt?
S: Ich will die Wut loswerden. Ich bekomme Angst und Stress.
K: Dann gehen Sie nach oben?
S: Irgendetwas verkrampft sich in mir. Wenn ich das wahrnehme, steige ich auf. Wenn es mir gelingt, der Wut zuzustimmen, kann ich sie beeinflussen.
K: Heute Morgen sind Sie aufgestiegen?
S: Ja.
K: Können Sie das einmal langsam mit Ihrer Figur darstellen?

S bewegt ihre Figur langsam aufwärts (→Abb. 4-5).

S: Mich nach oben zu bewegen ist jetzt eher angenehm.
K: In welchem Sinne?
S: Oben ist es eigentlich schön.
K: Was ist dort oben schön?
S: Hier oben ist die Energie, welche ich wahrnehme, wie als ob ich meditiere, ich achtsam und dankbar bin.
K: Was ist mit der Energie von vorher, die Wut, die von außen kommt?

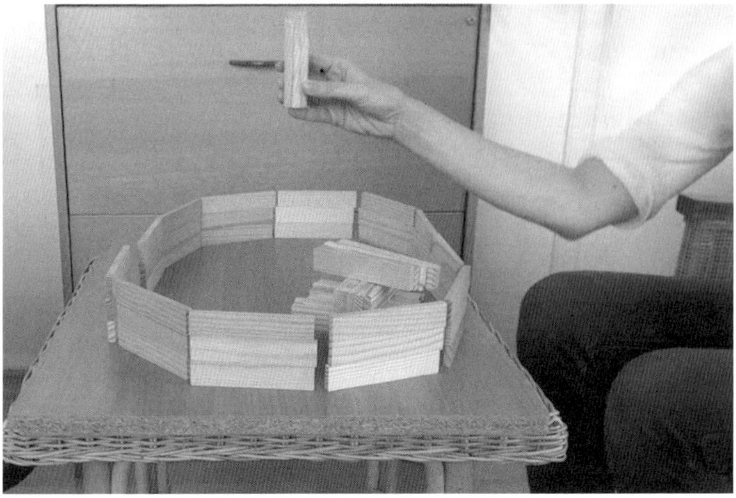

Abb. 4-5

S: Die ist nicht hier.

K: Sie haben keine Verbindung zu ihr?

S: Nein.

K: Die ist nicht mehr relevant?

S: Nein.

K: Mögen Sie sich überhaupt dort oben daran erinnern?

S: Nein.

K: Das Aufsteigen ist für Ihr Wohlbefinden eine gute Lösung?

S: Ja, ich mache das auch oft. Den ganzen Tag durch verbinde ich mich immer wieder mit dieser Ebene.

K: Wie ist es, wenn Sie von dort oben aus auf Ihre Arbeit unten außerhalb Ihrer Innenwelt schauen?

S: Ich kann ein Beispiel geben. Ich arbeite 50 % und die Stelle hat mehrere Vorteile. Ich kann zum Beispiel meine Zeit flexibel einrichten. Sie fordert mich geistig jedoch nicht. Die Arbeit ist unter meinem Niveau. Das Arbeitsumfeld ist alles andere als glücklich, auch weil viele Mitarbeiter unter schwierigen Bedingungen arbeiten müssen. Es geht dementsprechend vielen auch nicht gut.

K: Sie meinen den Mitarbeitern?

S: Ja. Ich nehme das wahr. Dazu kommt noch mein eigenes Gefühl, dass ich die Stelle nicht toll finde. Dieses Gefühl befindet sich in meinem Innenraum. Ich könnte deswegen auch depressiv werden. Wenn ich hier oben bin, hat das auch einen direkten Einfluss auf meine schwierigen Gefühle unten.

K: Wenn wir uns mit der Aufmerksamkeit unten außerhalb unserer Innenwelt aufhalten, sind eher die kognitiven Fähigkeiten gefordert. Können Sie, wenn Sie oben sind, zum Beispiel auch planen?

S: Ich bewege mich hin und her, von unten nach oben und umgekehrt.

K: Sie gehen vom Innenraum vertikal nach oben und dann diagonal nach unten in die Außenwelt, stimmt das?

S: Ja.

K: Sie könnten auch umgekehrt von außen durch das Tor in die Innenwelt gelangen und dann vertikal aufsteigen?

S: Wie ich das genau mache, habe ich mir noch nie überlegt.

K: Ist es anders, wenn Sie sich mit Ihrer Figur oberhalb Ihres Innenraums aufhalten oder oberhalb der Außenwelt? (→ die Hand von K in → Abb. 4-6)

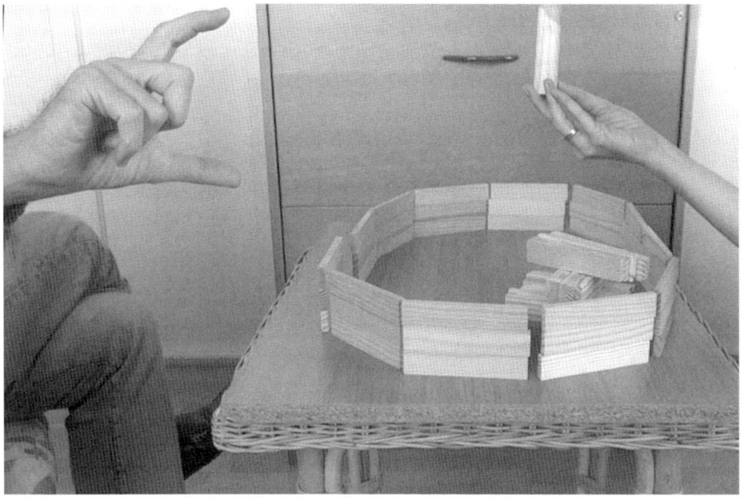

Abb. 4-6

S: Ich müsste es ausprobieren.

S bewegt ihre Figur links über die Außenwelt.

K: Wie ist das?

S: Dort will ich nicht sein, das ist für mich nicht stimmig. Es fühlt sich leer an.

S bewegt ihre Figur wieder oberhalb ihrer Innenwelt.

K: Wie ist es, wenn Sie von oberhalb Ihrer Innenwelt auf Ihren Innenraum schauen?

S: Das mache ich oft.

K: Wie ist das jetzt?

S: Ich bin nicht mehr mit den Hölzchen meines Vaters verbunden. Ich sehe es als ein Teil meines Lebens und bin mir bewusst, dass die Hölzchen nicht mir gehören.

K: Das können Sie von oben erkennen?

S: Hier oben habe ich keinen unmittelbaren Impuls, die Hölzchen von meinem Vater zu entfernen. Der Zustand auf dieser Höhe ist mit Dankbarkeit erfüllt. Das Entfernen der Hölzchen ist hier kein Thema. Es ist irrelevant. Darf ich etwas ausprobieren?

K: Ja.

S: Ich möchte schauen, wie es mir geht, wenn ich mich oberhalb hinter meiner Innenwelt aufhalte.

S bewegt ihre Figur nach hinten.

S: Hier nehme ich keine Dankbarkeit oder Schönheit wahr.

K: Ist es dort auch so leer wie links vorne?

S: Es ist nicht klar, ob ich hier bleiben soll.

K: Wenn Sie jetzt von diesem Ort auf die Hölzchen Ihres Vaters schauen, welche Qualität hat das?

S: Hier herrscht eine Nüchternheit. Oberhalb meines Raumes ist eine Herzqualität spürbar.

K: Nehmen Sie da hinten einen Bewegungswunsch wahr?

S: Es hat wie keinen Platz für mich. Ich will dort nicht bleiben.

K: Nehmen Sie eine Leiblichkeit wahr?

S: Nein.

K: Möchten Sie einmal Ihrem Bewegungswunsch folgen?
S bewegt ihre Figur wieder ca. 40 cm über ihrer Innenwelt.

S: Je schwieriger die Umstände sind, desto öfter steige ich auf. Wenn ich mit sehr schweren Sachen konfrontiert werde, wie zum Beispiel mit der »Nicht-Beziehung« zu meinem Vater, gehe ich noch weiter nach oben.

S bewegt ihre Figur nochmals 30–40 cm aufwärts.

K: Also die Höhe vorher ist dann wie nicht hoch genug? Das verstehe ich nicht.

S: Ich muss wie ein Bodybuilder mein Herz trainieren, damit ich das Schwierige in meinem Herz einschließen kann.

K: Das hat mit der Höhe zu tun?

S: Ja.

K: Können Sie von dieser höheren Ebene aus mit jemandem in Beziehung treten?

S: Ja, dann mache ich wieder ein Dreieck, von oben nach unten innen und von dort hinüber zum anderen.

K: Direkt von oben zum Mitmenschen geht nicht?

S: Nein.

K: Wenn die andere Person auf der gleichen Höhe wäre, könnten Sie sich dort treffen?

S: Ja. Das erlebe ich mit H (H ist eine gute Freundin), wir sind meistens beide auf dieser Ebene und haben wenig irdischen Kontakt miteinander. Es ist eine ganz besondere Art von Ernähren.

K: Ihr ernährt euch dann gegenseitig?

S: Ja.

K: Ist das auch erstrebenswert in einer Beziehung zwischen Mann und Frau oder Mutter und Kind?

S: Mit meinem Partner habe ich das auch. Diese Position oben ist wie eine Station von mir, die er mitbekommt. Es berührt ihn. Ich glaube, jeder Mensch sehnt sich nach einer solchen Beziehung. Es ist wie ein Brennen im Herzen, wenn man sich mit dem Göttlichen verbinden darf. Das hat wahrscheinlich jeder von uns, nur haben wir keine Sprache dafür. Oder man kennt den Weg nicht. Für mich ist es dieser Weg, der meine nächsten Menschen berührt.

K: Ihr Partner hat das auch gelernt?

S: Ja, und mit meiner Tochter mache ich das auch. Es ist ansteckend.

K: Ist man dann näher beim Göttlichen?

S: Es ist neu für mich, dass die Holzfigur, wenn sie oben ist, dieses Gefühl auslösen kann. Das Göttliche ist für mich nicht im Himmel oben.

K: Ist es richtig, dass die schwierigen Energien unten etwas Gutes bekommen, indem Sie emporsteigen?

S: Ich glaube, es ist ein anderes Aufwärtsgehen.

K: Es gibt zwei Arten der Aufwärtsbewegung?

S: Ja.

K: Aber man kommt bei beiden am gleichen Ort an?

S: Nein.

K: Sondern?

S: Beim zweiten bin ich erstarrt im Schmerz. Nein, ich glaube, ich bin dann noch unten und kann nicht aufsteigen. Ich bin wie gelähmt. Ich verstehe nicht, warum der fremde Schmerz diese hemmende Fähigkeit hat. Ich hatte gestern eine solche Begegnung.

S stellt ihre Figur wieder in ihren Innenraum.

S: Ich sah, dass der Vater eines Mädchens, mit welchem meine Tochter häufig spielt, einen seelischen Schmerz hat. Sein Kummer ist dann bei mir steckengeblieben. Dieses Problem kenne ich erst seit 1 ½ Jahren.

K: Sagen wir einmal hypothetisch, Sie sind während der Begegnung mit ihm oberhalb Ihres Innenraums, und er nimmt das unbewusst wahr. Von hier aus sagen Sie okay zu dem, was unten in Ihrem Raum stattfindet. Er könnte das als eine Einladung verstehen, eine Einladung, etwas bei Ihnen deponieren zu dürfen? Könnte das Sinn machen?

S: Ja, wenn ich oberhalb meiner Innenwelt bin, kann ich damit umgehen.

K: Die Frage ist vielleicht, ob Sie bei sich unten in der eigenen Innenwelt bleiben könnten? Es gibt Menschen, die, sobald sie in eine Beziehung treten, ihren Innenraum verlassen müssen.

S: In einer Beziehung zu sein ist für mich schon anstrengend. Es ist schwierig für mich, bei mir zu bleiben. Wenn ich nur oben mit meinem Partner eine Beziehung hätte, würde mir schon etwas Wichtiges fehlen. Ich habe noch eine Frage, könnte ich jetzt mit meiner Figur auch nach unten gehen, unterhalb meiner Innenwelt?

K: Für Sie wäre es so gut, wenn wir in Bezug auf die höhere Ebene es hierbei belassen und die Unterwelt jetzt untersuchen würden?

S: Ja. Ich habe zum Schluss noch eine Hypothese, ich glaube, in meinem Innenraum gibt es einen speziellen Bereich der Familienenergien anzieht.

K: Ich weiß nicht, ob ich es richtig verstanden habe, Sie möchten nochmals aufsteigen, um diese Frage zu erforschen?

S: Ja, das wäre schön, wenn es möglich wäre.

S nimmt die Holzfigur und schaut von oben auf ihren Raum.

S: Ich sehe etwas.

K: Was sehen Sie?

S: Ich habe einmal in einer Übung einen glitzernden See in meiner Innenwelt gesehen. Dieser See stellte eine große Verletzung meiner Familie dar. Als ich dem See in meinem Gartenhaus einen Platz gegeben hatte, ging es mir anschließend bedeutend besser. Aus irgendeinem Grund ist er jetzt wieder da. Das überrascht mich.

(Der Begriff »Gartenhaus« symbolisiert hier einen sicheren Ort in der Innenwelt, in welchem zum Beispiel schmerzhafte eigene Erfahrungen einen Platz bekommen und zur Ruhe kommen dürfen.)

K: Der See zieht andere an?

S: Ja, mein Partner hatte, nachdem ich dem See einen neuen Platz gegeben hatte, abends die Veränderung gleich wahrgenommen. Er sagte: »Du strahlst so«.

K: Ich weiß auch nicht, wie er jetzt wieder da sein kann.

S stellt ihre Figur wieder in die Mitte des Raumes.

K: Wie geht es Ihnen nach Ihrem Besuch in der höheren Welt?

S: Es war schon anstrengend.

K: Möchten Sie jetzt nach unten gehen?

S: Ja, wie macht man das?

K: Es gibt Schamanen, die gehen in irgendein Loch, sie finden einen Eingang in der Erde, wo sie hineinsteigen. Sie können es auf Ihre eigene Art machen.

S: Ich könnte ins Erdreich gehen, im Boden unter dem See. Ich versuche, den See zuerst wieder im Gartenhaus zu platzieren.

S schließt die Augen, geht in sich und schweigt einige Minuten.

S: Okay.

K: Ist es gelungen?

S: Ja, dann bewege ich jetzt die Figur nach unten?

K: Ja.

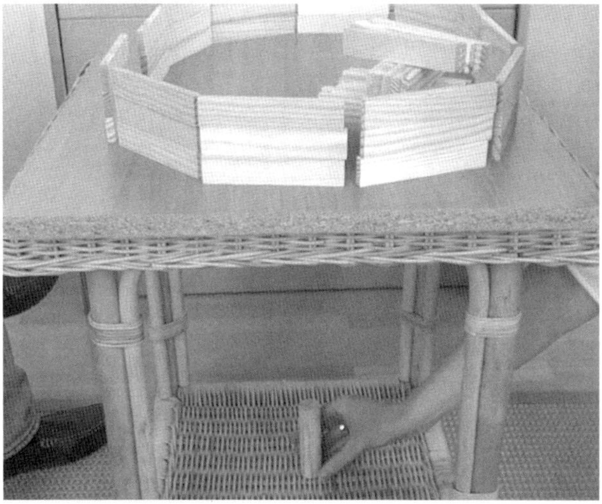

Abb. 4-7

S bewegt ihre Figur unter den Tisch, unterhalb ihrer Innenwelt (→ Abb. 4-7).

K: Wie ist das?
S: Lustig, ich habe etwas ganz anderes erwartet. Ich dachte, unten hat es Gespenster, etwas Schlimmes, die Unterwelt.
K: Und?
S: Es ist schön, anders schön, sehr stofflich.

S geht mit der Figur weiter abwärts.

S: Darf ich die Figur unten abstellen?
K: Ja.
S: Es ist wichtig hier zu sein, ohne Bedingungen Mensch sein zu können. Hier unten darf ich als Wesen einfach sein.
K: Wo alles möglich ist, das volle Entfaltungspotenzial noch da ist, meinen Sie das?
S: Ja.
K: Sehen Sie, riechen Sie oder hören Sie dort etwas, gibt es Sinneswahrnehmungen?
S: Es ist ein Ort der Geborgenheit, aber ganz anders als oben, es ist so »Ich«. Es ist dunkel hier, sorglos dunkel. Kann es sein, dass ich im Mutterleib bin?
K: Das Sie hier zu Ihrem Ursprung kommen?
S: Nein, eher das »Gemeint-Sein«, vom Äußeren ungeformt zu sein. Meine Tochter ist dem näher als ich.
K: Weil sie jünger ist?
S: Weil sie mehr Bezug zur Natur hat. Ich wünsche mir, dass sie frei als Mensch sein darf, dass ich ihr nicht im Weg stehe, zum Beispiel, wenn sie sich unten aufhalten will.

K: Sie meinen, dass sie ihr eigenes Potenzial leben darf, ohne dass Sie sie einschränken?

S: Ja, genau. Unter der Erde sein hat auch mit Selbstgefühl zu tun. Regeln oder ein Schulsystem können dies unterbrechen.

K: Der Weg vom Unterirdischen zur Innenwelt, beeinflusst das die Entwicklung des Innenraumes?

S: Ich habe das auch schon körperlich erlebt, wie ich von der Unterwelt abgeschnitten wurde. Der Innenraum ist das Angesicht vom Leben unten, das Antlitz. Unten ist der Körper. Je mehr wir im Körper sein können, desto mehr haben wir Zugang zu unserem Potenzial. So nehme ich das jetzt wahr.

K: Wie ist es, unten zu wissen, dass oben die Hölzchen Ihres Vaters in Ihrem Raum liegen?

S: Ich sehe einmal nach oben.

S kippt ihre Figur ein wenig.

K: Können Sie die Hölzchen sehen?

S: Ja. Es hat eine andere Qualität. Ich empfinde keine Gefühle.

K: Ist das oben eine Form der Materialisierung, des Beschnittenwerden, was Sie vorher erwähnt haben?

S: Es ist berührend zu sehen, wie es Kindern gelingt, um das Beschnitten-Werden herum wachsen zu können.

K: Eltern können vielleicht gar nicht nicht beschneiden. Alles, was das Kind erlebt, ist möglicherweise eine Beschneidung. Können wir zum Beispiel als Erwachsene nach unten gehen, um etwas im Nachhinein zu lösen oder zu ändern? Können wir als Erwachsene bis auf die ursprüngliche Ebene zurückgehen? Sind Sie jetzt unten mit dieser Möglichkeit verbunden?

S: Ja, aber was oben in meiner Innenwelt ist, beeinflusst, wie ich mit der Unterwelt in Kontakt treten kann. Ich glaube, ich bin auch öfters mit meiner Tochter hier.

K: Sie glauben, wenn ich es richtig verstanden habe, dass, wenn Sie regelmäßig nach unten gehen, ohne dort etwas Spezielles tun zu müssen, dies genügt, um oben in Ihrer Innenwelt etwas zu bewirken?

S: Ja.

K: Wenn Sie möchten, können Sie mit Ihrer Figur wieder nach oben in Ihren Innenraum gehen.
S bewegt ihre Figur aufwärts und stellt sie wieder in ihren Raum.

K: Wie geht es Ihnen jetzt nach Ihrem Aufenthalt unten?

S: Jetzt bin ich wieder da. Wenn ich unten bin, kann ich nicht zur Arbeit gehen. Alles hat seine Zeit. Vielleicht wäre es schön, einmal einen ganzen Tag unten sein zu können.

K: Ja.

S: Danke.

K: Ich stelle jetzt die Kamera ab.

S: Ja.

Nachtrag Susanne

Auch Susanne geht erst in sich, schweigt einige Minuten, bevor sie in die Unterwelt absteigt. Statt Gespenster und Schlimmes, wie sie es erwartete, trifft sie auf Schönes und Stoffliches. Oberhalb der eigenen Innenwelt verspürt sie eine Herzqualität und nimmt keine Leiblichkeit wahr. Unten in der Erde darf sie ein Wesen sein. Wir haben gesehen, dass sich beim Aufsteigen eine Selbstverständlichkeit zeigt, dass Zeit und Raum keine Rolle mehr spielen und dass die anderen anwesenden Seelen so wie sie sich manifestieren, angenommen werden. Ein Wesen zu sein, wie Susanne es unten beschreibt, hat etwas Körperliches, nichts Geistiges. Das Wesen fühlt sich am unterirdischen Ort geborgen, geborgen in einem sorglosen Dunkel. Während sich das Ich beim Aufsteigen eher auflöst, bekommt es bei ihr unten eine Form, eine Eigenheit. Susanne nennt es ein »Gemeint-Sein«, mit einer Ursprünglichkeit, die nicht von äußeren Faktoren bestimmt wird. Unten sein, so verstehe ich Susanne, hat mit dem eigenen Potenzial zu tun, mit Entwicklungs- und Entfaltungsmöglichkeiten. Mit diesen Qualitäten erstaunt es nicht, dass sie sich fragt, ob sie sich im Mutterleib befindet. Unten ist der Körper, der es uns ermöglicht, uns mit unserem Potenzial zu verbinden. Wenn das nach unten gehen uns verwehrt wird, so meint sie, werden wir beschnitten. Kinder sind, so formuliert Susanne, fähig, um die Beschneidung herum zu wachsen.

Der französische Philosoph Foucault sagt:

> Die Unterwelt ist eine »Anderwelt«, die mit der Oberwelt verbunden bleibt. Es ist ein »Gegenort«, an dem der reale Ort zugleich repräsentiert, in Frage gestellt und ins Gegenteil verkehrt wird. An ihren Grenzen wechseln Raum- und Zeitordnung. Der liminale Zustand auf der Schwelle ist zugleich in der Zeit und außer der Zeit, im Raum und exterritorial. (Foucault 1967, S. 317 f.)

Jenseitsreisen, Reisen ins Land der Toten, sind verhüllte Seelenerkundungen, Seelenerkundungen verhüllen sich ästhetisch in Jenseitsreisen (Robert 2014). Freud hat sich in der Katabasis (Heruntersteigen) Homerischer wie Vergilischer Tradition wiedererkannt. Die Unterweltsfahrten des Odysseus und Aenaes liefern die Instrumente und das Modell für die Begründung der Theorie des Unbewussten (Traverso 2003). Freud ist der neue Aeneas auf dem Weg in die Tiefen der Psyche (Robert 2014). Mehr noch als Freud wird für seinen Schüler Carl Gustav Jung die Reise in die Unterwelt zu einer existenziellen Erfahrung, zu einem »Archetyp« des »kollektiven Unbewussten«. In »Psychologie und Alchemie« schreibt er: »Jene Scheu und jener Widerstand, die jeder natürliche Mensch gegen ein so tiefes Versinken in sich selbst empfindet, sind im Grunde genommen die Angst vor der Hadesfahrt« (Jung 1994, S. 384). Jung schreibt: »Um die Phantasien, die mich unterirdisch bewegten, zu fassen, musste ich mich sozusagen in sie hinunterfallen lassen« (Jung 1962, S. 181). Das Hinunterfallen ist jedoch kein titanischer Absturz, sondern ein sinnvoller Abstieg in die Einweihung und geheimen Erkenntnisse (Jung 1962). Es sind vielleicht Geheimnisse, die in der Erde, in der Mutter Erde aufbewahrt werden und nur dort für uns Menschen auffindbar sind.

Die Wichtigkeit der Mutter Erde, die Erfahrung mit dem eigenen Ursprung, die Möglichkeit, mental in die Erde gehen zu können, vermittelt Susanne auch ihrer fünfjährigen Tochter. Wir Eltern können und dürfen aus meiner Erfahrung unsere Kinder in Kontakt bringen mit anderen, nichtmateriellen, nichtvirtuellen Welten. Ein reduktionistisches Weltbild darf transzendenten Erfahrungen gegenübergestellt werden und die spirituellen Lebensanschauungen zumindest denkbar gemacht werden. Ich glaube, dass wir Eltern, wenn wir präzise hinschauen und hinhören, vertikale Erfahrungen der Kinder und ihr Staunen über Mutter Erde immer wieder erkennen können. Es ist wahrscheinlich, dass diese klarer, unversehrter und ursprünglicher sind als die der meisten Erwachsenen.

Die griechische Erdgöttin Gaia wird auch als die göttliche Erde betrachtet, deren Leib das Leben hervorbringt. Die Fruchtbarkeit der Erde zeigt sich im Wachstum von Pflanzen und Früchten, von der wir Menschen uns ernähren dürfen. Bei den Armeniern, eines der ältesten christlichen Völker, nennt man die Erde immer noch »den Mutterstoff«, aus dem der Mensch geboren wird (Dieterich 1913). Székely zitiert die ca. 2000 Jahre alten Schriftrollen vom Toten Meer (die Essener Schriftrollen): »Die Mutter Erde ist in dir und du bist in ihr. Sie gebar dich, sie gibt dir das Leben. Sie war es, die dir dein Körper gab und ihr wirst du ihn eines Tages zurückgeben. Glücklich wirst du sein, wenn du sie kennenlernst.« (Székely 1996)

Der vietnamesische Mönch Thich Nhat Hanh sagt es ähnlich in seinem ersten »Liebesbrief an die Erde«:

> Liebe Mutter Erde, ich verneige mich vor Dir, da ich in tiefer Weise schauend erkenne, dass Du in mir gegenwärtig bist und ich ein Teil von Dir bin. Aus Dir bin ich geboren; Du bist immer gegenwärtig und bietest mir alles, was ich brauche, um mich zu ernähren und um zu wachsen. Auch meine Mutter, mein Vater und alle meine Vorfahren sind Deine Kinder. Liebe Mutter, wo immer Boden, Wasser, Fels oder Luft ist, bist Du, ernährst mich und schenkst mir Leben. Du bist in jeder Zelle meines Körpers. Mein physischer Körper ist Dein physischer Körper, und so wie Sonne und Sterne in Dir sind, sind sie auch in mir. Du bist mehr als meine natürliche Umwelt. Du bist nichts weniger als ich selbst.
>
> Manchmal vergesse ich. Wenn ich mich in den Wirren und Sorgen des Alltags verliere, vergesse ich, dass mein Körper Dein Körper ist, und manchmal vergesse ich sogar, dass ich überhaupt einen Körper habe. In Unkenntnis der Gegenwärtigkeit meines Körpers sowie des wunderschönen Planeten um mich und in mir bin ich unfähig, das kostbare Geschenk des Lebens, das Du mir gegeben hast, zu schätzen und zu feiern. Liebe Mutter, mein tiefer Wunsch ist es, zum Gewahrsein des Wunders des Lebens zu erwachen. Ich verspreche,

mich darin zu üben, für mich selbst, mein Leben und Dich in jedem Augenblick präsent zu sein. Ich weiß, dass meine wahrhaftige Gegenwart das beste Geschenk ist, das ich Dir, die ich liebe, darbieten kann.
(Thich Nhat Hanh 2022, S. 106 f.)

Neun Fragen

- Der menschliche Körper besteht zu 65–75 % aus Wasser. Wenn Sie entscheiden müssten, kommen wir von oben oder von unten?
- Haben Sie auch schon über Ihren Ursprung, den Weg von der Zeugung bis zur Geburt philosophiert, über Ihre pränatalen Erlebnisse reflektiert?
- Haben wir Menschen ein Gedächtnis für diese Zeit?
- Wo ist der Sitz dieses Gedächtnisses?
- Haben Ihre Eltern mit Ihnen über die eigene Spiritualität gesprochen?
- Erzählen Sie Ihren Kindern und Enkeln davon?
- Wenn Sie ReligionslehrerIn an einer Primarschule wären, würden Sie Spiritualität und außergewöhnliche Erfahrungen im Unterricht zum Thema machen?
- Wie würden Sie das tun?
- Wenn Sie diese Themen nicht einbeziehen, wie würden Sie das begründen?

Vier Anregungen für die spirituelle Arbeit

- Trauen Sie sich, philosophische, existentielle und religiöse Themen anzusprechen, zum Beispiel: Von wo kommen wir und wo gehen wir hin, gibt es eine göttliche Lebensquelle, existiert eine übergeordnete Kraft?
- Sie können Ihr Gegenüber fragen, ob das Bild der »Mutter Erde« Sinn macht. Empfindet Ihr Patient sich eingebunden in etwas Größerem? Wie wichtig ist das für den Alltag und wie zeigt sich das?
- Staunen Sie zu zweit über die Natur, das geschenkte Leben und über den uns umgebenden Reichtum, zum Beispiel konkret über die eigene Geburt oder die Schönheit einer Blume.
- Lassen Sie Ihren Patienten über seine magischen Momente erzählen, in denen er sich mit der Natur eins fühlte. Manchmal ist es jedoch besser, darüber zu schweigen. Worte können die Kraft dieser Erfahrung schwächen und auch das Teilen kann entzaubernd wirken.

5 Katinka

Katinka = Ka; Klaus = K

Ka baut mit den Hölzchen ihre Abgrenzung, die Umzäunung ihrer Innenwelt und legt anschließend einen Stein in ihren Raum (→ Abb. 5-1).

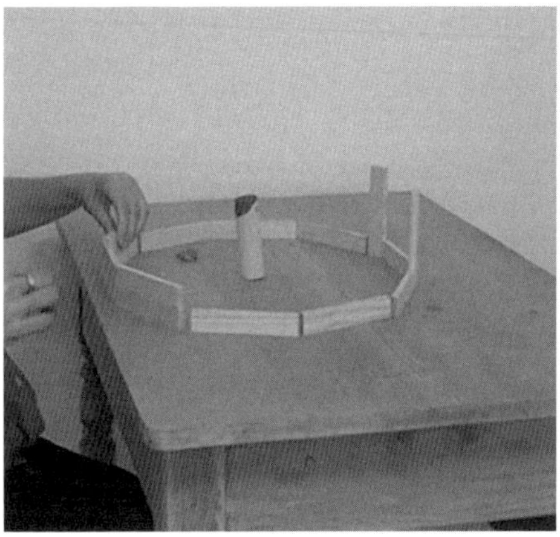

Abb. 5-1

K: Stimmt es so?

Ka: Ja.

K: Wie geht es Ihnen?

Ka: Gut.

K: Spüren Sie es körperlich, dass es Ihnen gutgeht?

Ka: Ja, ich habe ein wohliges Gefühl in der Haut, nehme eine Gelassenheit wahr.

K: Bevor wir die Aufnahme gestartet haben, haben Sie gefragt, ob Sie einen Stein in Ihren Raum legen dürfen. Ist er Ihnen wichtig? Möchten Sie etwas dazu sagen?

Ka: Der Stein ist immer in meiner Innenwelt. Er symbolisiert eine Form von Kraft.

K: Wenn der Stein nicht in Ihrem Garten wäre, würde Ihnen dann etwas Wichtiges fehlen?

Ka: Ich könnte ihn probehalber einmal wegnehmen?

K: Ja.

Ka nimmt den Stein hinaus und legt ihn hinter sich auf einen Kasten.

Ka: Der Stein fehlt mir jetzt. Ich werde ihn wieder hineinlegen.

Ka dreht sich, nimmt den Stein wieder und legt ihn erneut in ihren Raum.

K: Sind Sie jetzt vollständiger?
Ka: Ja. Es gibt noch andere Dinge in meinem Raum, welche ebenfalls wichtig sind, doch dieser Stein hat die meiste Präsenz.
K: Gibt er Ihnen Kraft?
Ka: Ja. Der Stein ist ein Element der Kraft. Und es ist nicht umsonst, dass der Stein blau ist. Er gibt mir Schutz. Vielleicht verschleiert der Stein auch ein bisschen meine Grenzen. Er gibt mir die Möglichkeit des Träumens. Ich möchte den Stein in meiner Innenwelt lassen.
K: Sie wissen ja was wir heute vorhaben. Haben Sie irgendwelche Vorstellungen?
Ka: Sie meinen, ob ich irgendwelche Vorstellungen zur vertikalen Dimension habe?
K: Ja.
Ka: Ich glaube, dass mir der Stein einen Zugang zur vertikalen Dimension eröffnet, als eine besondere Form von Sein in der Realität.
K: Meinen Sie das Träumen?
Ka: Ja.
K: Ist es gut, wenn ich etwas zu Ihrem Bild sage?
Ka: Ja.
K: Für mich deuten die zwei vertikal stehenden Hölzchen vorne an ihrem Eingangstor auf die vertikale Ebene hin.

K zeigt auf die zwei Hölzchen.

Ka: Ja, das ist richtig.
K: Wie machen die Hölzchen das?
Ka: Sie zeigen die Möglichkeit der Vertikale an. Es ist wie eine Verkündigung der Vertikale, auch an die Außenwelt.
K: Kennen Sie die vertikale Ebene?
Ka: Ja. Es ist eine Möglichkeit zu reisen. Und eine Möglichkeit, sich zu verwurzeln.
K: Sie meinen das Verwurzeln nach unten und das Reisen nach oben?
Ka: Nein, ich meine das Verwurzeln nach oben.
K: Das kann ich mir nicht vorstellen.
Ka: Sich nach oben zu verwurzeln ist das Gleiche, wie sich nach unten zu verwurzeln. Es eint und löst zugleich. Es hat auch mit dem Stein zu tun.
K: Bei den oberen Wurzeln kommt mir das Bild eines Fallschirmes. Die Verbindung von unten mit dem Schirm. Oder meinen Sie etwas anderes?
Ka: Ja, so könnte man es sich vorstellen. Es ist eine andere Art von Aufrichtung. Sie hat eher etwas Fallendes, anstatt etwas Strebendes.
K: Die Wurzeln gehen von unten nach oben oder von oben nach unten?
Ka: Es ist beides möglich, je nachdem wo ich mich gerade verwurzelt habe.

K: Die Wurzeln beinhalten beide Richtungen?

Ka: Ja.

K: Sind sie da, wenn Sie dort stehen?

Ka: Ja, doch das Empfinden des Seins wechselt, abhängig davon, welche Wurzeln gerade aktiv sind.

K: Wann waren Sie das letzte Mal oben, vom Boden abgehoben?

Ka: Ich bin oft oben. Wenn ich schlafe zum Beispiel. Manchmal wandere ich auch bewusst in der Vertikalen nach oben, weil sich mir dort eine andere Perspektive bietet.

K: Auch tagsüber?

Ka: Ja. Es ist kein Tagträumen. Es ist die Realität aus einer anderen Perspektive.

K: Entscheiden Sie sich für den Wechsel oder geschieht es einfach?

Ka: Beides. Manchmal entscheide ich mich bewusst, manchmal geschieht es.

K: Wenn Sie wählen, in welcher Situation entscheiden Sie sich bewusst?

Ka: Zum Beispiel in Situationen, die ich gerne noch einmal anders wahrnehmen möchte. Oder wenn ich mich bedrängt fühle. Es gibt mir unter Umständen eine Chance zu einer anderen Entscheidung.

K: Zum Beispiel eine Chance in einer bestimmten Situation weggehen zu können?

Ka: Ja. Aber es geht vielleicht gar nicht so sehr darum wegzugehen als vielmehr darum, eine andere Form des Seins zu erleben. Ich fasse oben Wurzeln und erlebe die Situation dadurch unter Umständen vollkommen anders.

K: Bedrängt von der horizontalen, irdischen Ebene aus?

Ka: Genau.

K: So ist es für Sie möglich die horizontale Ebene zu verlassen?

Ka: Auf eine Weise, ja. Ich muss dabei an Hermes denken. Den Götterboten mit den geflügelten Schuhen. Mein Stand ist dann einfach ein anderer.

K: Sind Sie noch mit den Füßen am Boden?

Ka: Das ja.

K: Sie heben nicht ab?

Ka: Manchmal denke ich schon. Aber in der Regel versuche ich die Füße am Boden zu halten. Etwas bedrängt mich, ich fasse die Wurzeln oben und dann zieht es nach oben.

K: Wenn man das mit einer Figur darstellen möchte, müsste man dann eine Figur aus beispielsweise Lehm haben, die man in die Länge ziehen kann?

Ka: Ja, das ist ein gutes Bild. Die Figur würde sich verlängern. Auch die Schwerkraft ist dann eine andere.

K: Können Sie dieses Länger-Werden einmal zeigen? (→ Abb. 5-2)

Ka bewegt die Figur am Kopf haltend langsam nach oben und beginnt zu lachen.

K: Sie lachen?

Ka: Ja, es macht mich heiter. Es ist ein schönes Lebensgefühl.

K: Wie sieht die Welt von dort aus?

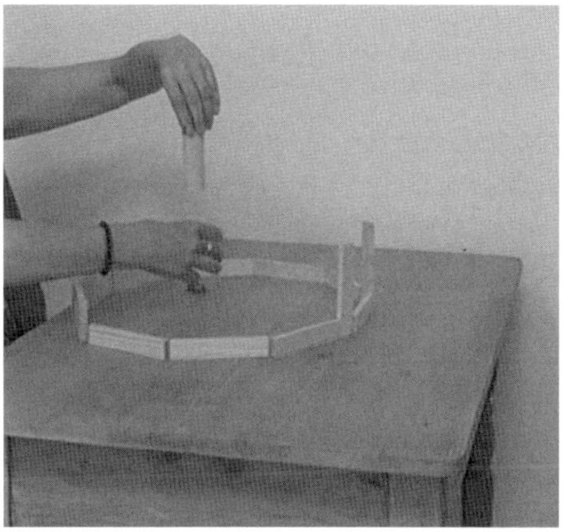

Abb. 5-2

Ka: Ich habe mehr Überblick. Die Dinge werden kleiner. Ich sehe auch Zusammenhänge, die ich von unten nicht wahrnehmen kann.

K: Und das Heitere?

Ka: Ich glaube, das löst die Überwindung der Schwerkraft aus. Es ist für mich eine Art Ursehnsucht.

K: Das dies in der Bewegung geschieht?

Ka: Ja.

K: Wenn Sie jetzt jemand von unten und von außerhalb Ihres Raumes sieht, wie würde diese Person Sie wahrnehmen?

Ka: Ich glaube, ich würde mich so nicht zeigen.

K: Andere Personen haben Sie noch nie so gesehen.

Ka: Ich glaube nicht. Ich weiß es nicht.

K: Sie haben vorhin von Bedrängnis gesprochen. Würde das dann bedeuten, dass eine Sie bedrängende Person von außerhalb Ihres Raumes Ihnen zu nahe kommen könnte?

Ka: Ich denke ich kläre zuerst unten so gut es geht die Situation und wechsle dann die Perspektive. Ich gehe zuerst einmal weg.

K: Schauen Sie dann von oben auf diese Person?

Ka: Nein, ich glaube, ich schaue dann auf die Erinnerung an die Situation. Das gelingt natürlich nicht immer, aber immer öfter.

K: Sie haben gesagt, dass das Nach-oben-Gehen noch niemand gesehen hat. Doch jetzt haben die Kamerafrau und ich es gesehen.

Ka: Das ist hier auch ein geschützter Raum.

K: Ich für mich sehe es als ein Geschenk.

Ka: Ja.

K: Dieses Geschenk haben Sie bisher niemandem gemacht?

Ka: Ich weiß es nicht. Ich bin in einem Konflikt. Ich befinde mich dann ja in einer Art erhabenen Position.

K: Sie meinen, Sie fühlen sich überheblich?

Ka: Ja.

K: So kommt es bei mir nicht an.

Ka: Dann ist es wohl meine Verwirrung.

K: Sie haben eine Tochter?

Ka: Ja.

K: Hat sie Sie schon einmal oben erlebt?

Ka: Vielleicht unbewusst. Ich regeneriere mich unglaublich schnell dort oben. Ich glaube, ich kann den Perspektivenwechsel auch vollziehen, ohne dass es jemand merkt.

K: Wann haben Sie damit angefangen, nach oben zu gehen? Von wem haben Sie es gelernt?

Ka: Von meinem Vater. Ich mache es von klein auf.

K: Er hat es Ihnen gezeigt?

Ka: Ja, einfach durch sein Wesen, seine Art des Daseins. Ich denke, er hat die Ebenen ebenso oft gewechselt.

K: Ich nehme an, das war ein Geschenk?

Ka: Ja, das ist so.

K: Können Sie es weitergeben?

Ka: Ich weiß es nicht. Vielleicht durch meine Arbeit?

K: Bis jetzt haben wir ein Nach-oben-Gehen angeschaut bei dem, bei dem der Bodenkontakt fortbesteht. Können Sie auch aufsteigen, sodass der Kontakt zur Erde unterbrochen wird?

Ka: Ja.

K: Im Alltag?

Ka: Ich denke schon, aber ich weiß nicht, ob das gut ist.

K: Ich mache einen Vorschlag, können Sie einmal mit Ihrer Figur nach oben gehen, ohne den Kontakt zum Boden beizubehalten?

Ka: Ja.

Ka bewegt ihre Figur aufwärts.

Ka: Das löst seltsamerweise ein Gefühl von Fallen aus.

K: Sie fallen nach oben?

Ka: Ja, meine Innenwelt ist nicht mehr da.

Ka bewegt die Figur nach unten und dann wieder nach oben und hält sich mit der anderen Hand am Bauch.

Ka: Es ist wirklich wie ein Fallen.

K: Sie lachen auch? Ist es ein anderes Lachen als vorher?

Ka: Ja, anders. Es hat etwas Befreiendes und zugleich Beängstigendes.

K: Was ist daran befreiend?

Ka: Es ist die Möglichkeit, dass dieses Fallen überhaupt gelingt, dass ich die Schwerkraft auf diese Weise überwinden kann. Aber beängstigend sind der Übermut und das Gefühl, dass ich dabei etwas verliere.

K: Was geht verloren?

Ka: Die Welt unter mir. Ich habe meine Innenwelt verloren. Ich komme mir vor wie Ikarus. Übermütig und zu nahe an der Sonne. Ich glaube, in dieser Höhe braucht es sehr viel Reife.

K: Welche Reife braucht es dafür?

Ka: Die Reife, diesem Weitblick, den man in dieser Höhe geschenkt bekommt, auch gerecht werden zu können. Höher möchte ich jetzt nicht gehen. Dazu braucht es mehr. Ich gehe eher wieder tiefer.

K: Welche Verantwortung für die Welt nehmen Sie da oben wahr?

Ka: Ich habe zum Beispiel die Möglichkeit, von dort aus in andere Innenwelten zu schauen. Vielleicht habe ich die Verantwortung, genau das nicht zu tun.

K: Sie haben gesagt, dass es mehr braucht, um höher zu gehen. Wovon braucht es mehr?

Ka: Ich glaube, es braucht das Bewusstsein dafür, was man dadurch verliert. Oben bin ich zum Beispiel frei von Schmerzen, frei von Materiellem. Das kann, wie gesagt, zu Überheblichkeit und Übermut führen.

K: Ich habe es vorher so verstanden, dass es oben so etwas wie Weisheit braucht?

Ka: Genau.

K: Ist das erstrebenswert?

Ka: Ja.

K: Das wäre eine Weiterentwicklung. Wenn man nach oben geht und von der Entwicklung her noch nicht so weit ist, könnte das Konsequenzen haben?

Ka: Ich glaube schon. Ich denke, wie gesagt, dabei an Ikarus. In meinen Träumen gehe ich sehr hoch. Aber ich weiß dann, dass es ein Traum ist.

K: Höher als jetzt?

Ka: Nein.

K: Ist das Träumen ein Spielfeld, auf dem man das Aufwärtsgehen ausprobieren kann?

Ka: Ja, so könnte man es sagen. Im Traum fällt es leicht.

K: Sind Sie rückblickend froh, dass Sie nicht höher gegangen sind?

Ka: Ja, das würde ich so sagen.

K: Können Sie vom Boden aus erkennen, wenn jemand aufsteigt?

Ka: Ich glaube ja. Ich meine es an der Stirn zu sehen.

K: Und können Sie auch feststellen, ob die Person höher war als Sie?

Ka: Ja, ich glaube das würde ich spüren.

K: Gibt es auch Menschen, die nie den Boden verlassen?

Ka: Ja, die gibt es. Sie sind meist sehr selbstsicher in der Horizontalen. Ich fühle mich von ihnen eher bedroht, weil ich mich dort nicht so sicher fühle.

K: Wie könnte eine nichthorizontale Bedrohung aussehen?

Ka: Ich könnte mir vorstellen, dass dann zum Beispiel die andere Person oben ist.

K: Und Sie sind dann oben, oder unten?

Ka: Je nachdem, können auch beide oben sein.

K: Können Sie mir hierfür ein Beispiel geben?

Ka: Zum Beispiel, wenn jemand versucht, mich zu manipulieren. Es besteht keine direkte Konfrontation, und doch hat jemand eine schlechte Absicht.

K: Kommt diese Person dann von oben in Ihren Raum?

Ka: Ich weiß es nicht. Vielleicht möchte ich ihr auf der horizontalen Ebene begegnen, aber ihr manipulierender Impuls kommt dann doch von oben.

K: Kürzlich hat mir jemand gesagt, psychotische Menschen kämen von oben.

Ka: Das könnte so sein. Aber da kenne ich mich nicht aus.

K: Aus meiner Sicht ist Manipulieren eher etwas Kognitives. In der Psychose ist die Person weit von sich entfernt. Die psychotische Person ist verwirrt, die manipulative Person ist das nicht, sie ist berechnend.

Ka: Ja, das wäre das Bedrohliche. Manipulation ist manchmal schwer zu erkennen.

K: Begegnen Sie, wenn Sie sich oben aufhalten, auch anderen Menschen?

Ka: Ja, zum Beispiel meinem Vater. Dort findet eine andere Art der Begegnung statt als in der Horizontalen.

K: Wie unterscheiden sie sich?

Ka: Wir sprechen anders über die Dinge, weil wir sie anders sehen.

K: Können Sie das noch etwas präziser beschreiben. Wie anders?

Ka: Wir sprechen in einer anderen Art geistiger Achtsamkeit.

K: Bedeutet das für Sie, dass es zwei Formen von Achtsamkeit gibt? Unten, wo man die Füße und die Atmung bewusst wahrnimmt, und oben eine andere?

Ka: Unten ist das körperliche Mitgefühl stärker. Es bekommt nach oben hin eine andere Qualität.

Ka bewegt ihre Figur wieder aufwärts.

K: Gibt es oben eine körperliche Wahrnehmung?

Ka: Ja, aber sie verdünnt sich. Es ist eher eine geistige Sinnlichkeit.

K: Könnte man sagen, dass wir unten, außerhalb der eigenen Innenwelt unseren Körper wahrnehmen, innerhalb des eigenen Innenraumes die Leiblichkeit und oberhalb des eigenen Raumes eine geistige Sinnlichkeit?

Ka: Ja, so könnte man es sagen. Es hat dann, wenn beide in der oberen Welt sind, eine andere Qualität des Zusammenseins.

K: Wenn zwei Menschen auf der horizontalen Ebene außerhalb des eigenen Raumes sind, dann können sie sich körperlich berühren. Wenn beide im eigenen Innenraum sind, dann führt das Mitgefühl zu einem Berührt-Sein. Wie ist die Berührung auf der geistigen Sinnlichkeitsebene?

Ka: Es existiert dort eine Heiterkeit, eine Leichtigkeit und eine Offenheit. Als ob ein Raum sich ausdehnt. Es gibt auch dort Mitgefühl.

K: Das Mitgefühl wird bestimmt durch die eigenen und fremden Grenzen. Gibt es oben auch eine Grenze, die für die sinnlich geistige Berührung notwendig ist?

Ka: Unbedingt. Es ist wie ein Behälter, der sich nach oben zieht.

K: Wie ein Zylinder?

Ka: Ja.

K: Und für die geistige Sinnlichkeit braucht es auch diese Grenzen?

Ka: Ja.

K: Ist die andere Person auch innerhalb ihres Zylinders?

Ka: Ja.

K: Also ähnlich wie beim Mitgefühl.

Ka: Ja. Doch wenn ich zu weit nach oben gehe, dann verdünnt sich dieser Zylinder, dann sind da keine Grenzen mehr, und es ist auch kein Mitgefühl mehr möglich. Darum muss ich rechtzeitig umkehren, sonst geht die Möglichkeit für Mitgefühl verloren. Ich denke mir, dass mit zunehmender geistiger Reife auch die Möglichkeit wächst, nach oben zu gehen, ohne den Kontakt zum Mitgefühl zu verlieren.

K: Was ist oberhalb dieses Behälters?

Ka: Ich empfinde es so, dass sich dort das Oben mit dem Unten trifft, einen Kreislauf bildet.

K: Ich habe eine Vorstellung davon, was oberhalb sein könnte. Ist es gut, wenn ich es sage?

Ka: Ja.

K: Ich könnte mir vorstellen, dass dort der Tod ist.

Ka: Ja.

K: Und dann wird es auch gefährlich?

Ka: Ja, ich empfinde ein Nichts, eine Verdünnung, den Tod, aber nicht im negativen Sinne. Es ist einfach ein »Sich auflösen«.

K: Etwas, das von unten als bedrohlich wahrgenommen werden kann.

Ka: Ja. Vielleicht gibt es ja Menschen, die eine große Reife haben und bewusst diesen Schritt zur Auflösung gehen können.

K: Jetzt haben Sie selber schon die Verbindung hergestellt. Das Oben verbindet sich mit dem Unten. Waren Sie schon einmal unter Ihrem Innenraum, im Unten?

Ka: Das ist schwierig für mich (lacht). Wenn ich nicht einschlafen kann, versuche ich nach unten zu gehen.

K: Wieso versuchen Sie das?

Ka: Im Unten ist Kreativität. Ich bekomme von dort eine Kraft.

K: Sie haben vorher erwähnt, wenn Sie träumen, dann gehen Sie nach oben?

Ka: Ja, beim Träumen gehe ich nach oben.

K: Wenn wir zu weit nach oben gehen, lösen wir uns auf. Geschieht das auch, wenn wir zu tief nach unten gehen?

Ka: Ich denke ja. Unten ist es vulkanisch.

K: Dort kann es auch gefährlich werden?

Ka: Ja.

K: Möchten Sie das Abwärts gehen mit der Figur ausprobieren?

Ka: Ja.

Ka nimmt ihre Figur zum hinteren Zaunbereich und legt die Figur dorthin (→ Abb. 5-3).

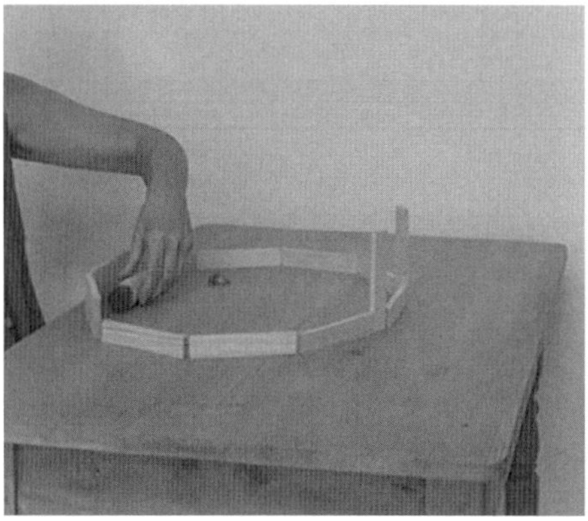

Abb. 5-3

Ka: Dort ist eine Höhle, zuerst lege ich mich hin und dann zieht es mich nach unten. Mein Kopf bleibt oben.

K: Möchten Sie versuchen, ganz hinunterzugehen, sodass auch der Kopf unten ist?

Ka bewegt die Figur weiter abwärts (→ Abb. 5-4).

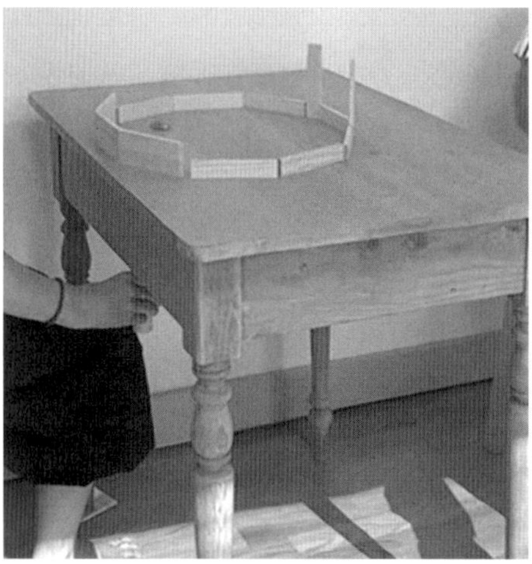

Abb. 5-4

Ka: Es wird mir schwindlig, ich sehe nichts mehr. Ich spüre etwas am Hals. Es ist verworren und unübersichtlich.

K: Befinden Sie sich unter ihrem eigenen Innenraum?

Ka: Ja, aber ich habe keinen Zugang mehr zu ihm.

K: Wie fühlt sich der Ort an?

Ka: Erdig und schlammig. Ich versuche, noch tiefer zu gehen.

Ka geht mit der Figur noch weiter abwärts.

Ka: Das ist viel besser, es wird mir warm ums Herz. Es ist leuchtend warm hier, nicht mehr bedrohlich. Der Raum ist wie eine Kugel. Die Kugel ist recht groß. Ich kann ihre Grenze nicht sehen.

K: Sie können nicht weit sehen?

Ka: Nein. Es ist egal wo oben und wo unten ist. Es ist schwarz.

K: Ist Schwarz ein Nichts?

Ka: Ja, oben ist das Nichts hell, hier ist es schwarz. Hier könnte ich bleiben. Hier habe ich nichts mehr zu tun. Hier ist mir egal, was oben ist. An den Stein erinnere ich mich noch schwach.

K: Ganz egal ist er Ihnen nicht?

Ka: Nein.

K: Haben andere auch so einen Raum?

Ka: Dieser Raum gehört allen Menschen. Es gibt viele Menschen da. Auch Menschen die noch nie oben gewesen sind. Es hat etwas von einer Gebärmutter.

K: Sie meinen noch ungeborene Seelen?

Ka: Ja. Oder vielleicht auch Wesen, die das Geborenwerden verweigern.

K: Die nicht nach oben gehen wollen?

Ka: Die Verführung ist groß.

K: Unten zu bleiben?

Ka: Ja.

K: Warum?

Ka: Es ist so wohltemperiert hier. Ich gehe einmal ein Stück tiefer.

Ka bewegt ihre Figur bis ca. 15 cm vom Boden entfernt.

Ka: Hier hat es keine Klänge mehr. Nichts reflektiert. Da ist absolut nichts.

K: Sind Sie jetzt im Nichts, oder sind Sie selber zu nichts geworden?

Ka: Nein, ich darf ein Gast sein im Nichts. Es wird hier nichts gespiegelt.

K: Sie haben keine Referenz mehr?

Ka: Ja, keine Referenz.

K: Wenn es keine Referenz gibt, wissen Sie dann noch, wie Sie zurückkommen?

Ka: Ja, aber nur weil ich für kurze Zeit hier bin. So kann ich mich noch orientieren.

Ka bewegt die Figur ca. 20 cm aufwärts.

Ka: Es ist seltsamerweise nicht so bedrohlich wie ganz oben. Hier existiert kein Geistiges.

K: Die Körperlichkeit löst sich auf?

Ka: Es ist, als ob man zu lange in der Badewanne liegt. Ich gehöre hier nicht hin.

K: Sie nicht oder der Mensch an sich nicht?

Ka: Ich nicht.

K: Ist es ein Vorort? Ein Ort vor der Geburt?

Ka: Ja.

K: Bevor Sie jetzt wieder aufwärts gehen, habe ich noch eine Frage. Könnte das Von-unten-nach-oben-Gehen wie eine nochmalige Geburt verstanden werden?
Ka bewegt die Figur langsam aufwärts (→ Abb. 5-5).

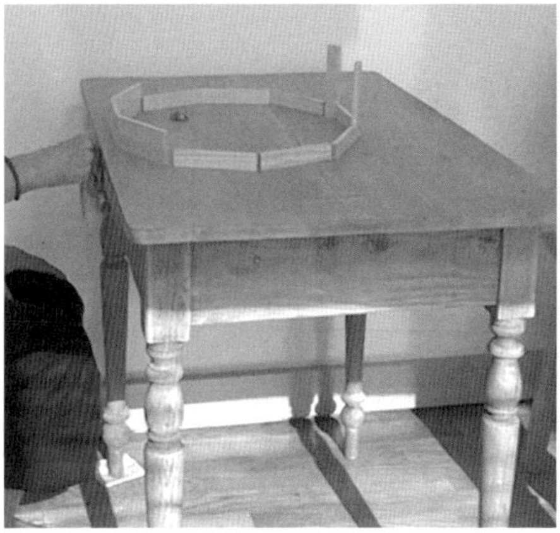

Abb. 5-5

Ka: Ja, so ist es. Ich empfinde es als freudvoll.

K: Haben Sie das schon einmal erlebt oder gelebt?

Ka: Ja. Das Hinuntergehen war sehr irritierend. Jetzt verstehe ich, dass es nicht der richtige Weg ist (lacht).

K: Der Weg von unten nach oben, ist das der richtige?

Ka: Ja.

K: Sie haben wahrscheinlich heute Morgen nicht geahnt, dass Sie heute nochmals geboren werden. Wie ist das?

Ka: Sehr schön!

K: Möchten Sie jetzt noch einmal den Stein anschauen?
Ka wendet ihre Figur dem Stein zu.

Ka: Der Stein ist das Geschenk meines Vaters. Das Bewusstsein für die höhere Ebene. Für die gerade gemachte Erfahrung der Geburt möchte ich gerne einen zweiten Stein dazulegen.

Ka nimmt einen zweiten hellrosa Stein und legt ihn hinten an den Zaun (→ Abb. 5-6).

Ka: Dieser Stein ist von meiner Mutter. Der innere Garten, die Innenwelt, ist ein Ort, in dem Oben und Unten zusammenkommen.

K: Wie geht es Ihnen jetzt?

Ka: Ich nehme jetzt eine Zärtlichkeit wahr. Ein in sich geschlossenes Sein. Vater und Mutter. Dort, wo sie sich treffen, entsteht das Leben (→ Abb. 5-7).

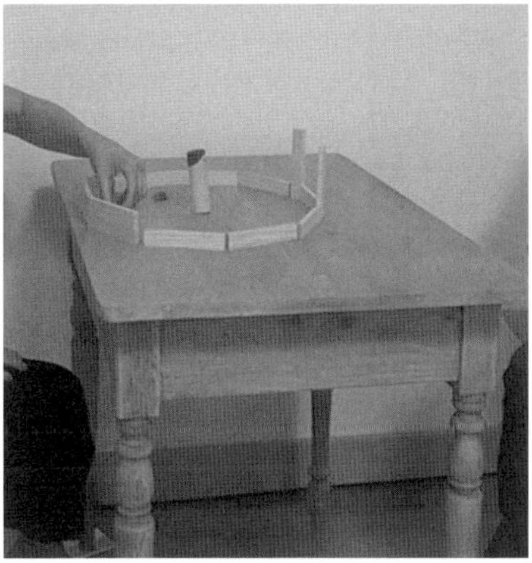

Abb. 5-6

K: Sollen wir es dabei belassen?
Ka: Ja, es ist rund.
K: Danke.
Ka: Ich danke Ihnen.

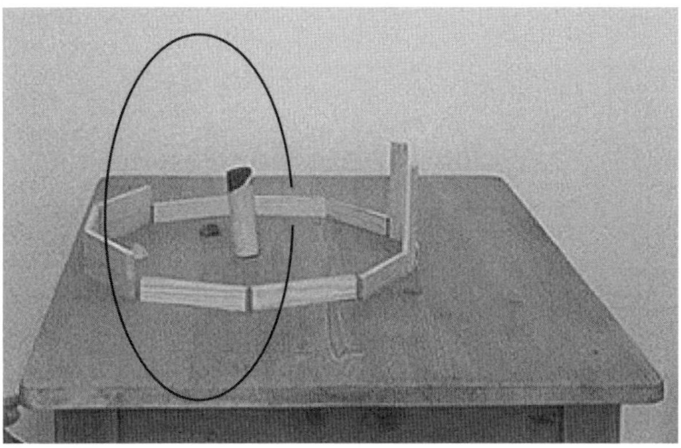

Abb. 5-7

Nachtrag Katinka

Wir haben die in diesem Buch beschriebene Arbeit bis jetzt vertikale 3-DGV genannt. Diesen Begriff der vertikalen mentalen Bewegung ist in der Psychologie nicht neu, sondern wurde u.a. schon von der transpersonalen Psychologie beschrieben. Die transpersonale Psychologie erschloss vor über 100 Jahren die vertikale Dimension. Ricard M. Bucke sprach von schöpferischen und intuitiven Erfahrungen, Erfahrungen von Einheit, Transzendenz und Erleuchtung, Erlebnissen der Überschreitung der Grenzen von Raum und Zeit und mystischen Erfahrungen, von dem Erwachen eines neuen »kosmischen Sinnes« (Bucke 1988). Es ist wahrscheinlich, dass auch Katinka während der vertikalen 3-DGV eine solche Erfahrung gemacht hat. Ihre Beschreibungen weisen in diese Richtung: die Verwurzelung nach oben; der Perspektivenwechsel, um von oben hinunter schauen zu können; die vertikale Ausdehnung des Körpers; das Gefühl nach oben zu fallen; die geistige Sinnlichkeit; der Kreislauf des sich oben und unten Treffenden; die Verdünnung zum Tod; der Raum der ungeborenen Seelen sowie die Empfindung des In-sich-geschlossen-Seins. Die transpersonale Psychologie beschreibt die »horizontale« Richtung mit der Entfaltung des inneren Reichtums, persönlichen Kompetenzen, zum Beispiel kognitiven Kräften, Imagination und Beziehungsfähigkeit. Dies führt zu einer abgerundeten, integrierten und selbstaktualisierenden Persönlichkeit (Assagioli 1982).

Die vertikale Wachstumsrichtung ist, wie Assagioli, der Gründer der Psychosynthese sie beschreibt, die Richtung der Selbstverwirklichung, wie sie auch in vielen spirituellen Traditionen beschrieben wird. Es geht um die Gemeinschaft oder Identifikation mit der universalen, transzendenten Wirklichkeit (Assagioli 1982). Assagioli formuliert es so:

> Die horizontalen und vertikalen Richtungen sind unterschiedlich, aber nicht voneinander getrennt. Sie können aber sehr verschiedenartig entwickelt sein. Ein Mensch kann weit fortgeschritten sein in der Selbstaktualisierung (der horizontalen Ebene), während das spirituelle Wachstum in der Latenz bleibt. Andersherum kann einer ein hohes Maß an transpersonaler Selbstverwirklichung erlangt haben, auch wenn er keine vollständige Selbstaktualisierung erreicht hat. (Assagioli 1978, S. 34)

Assagioli ordnet mystische Erfahrungen den realen Erfahrungen zu, und zwar in einem pragmatischen Sinne: Sie sind »wirklich«, da sie etwas »bewirken«, nämlich Veränderungen in der inneren wie auch in der äußeren Welt (Assagioli 1978). Daher, so seine Folgerung, sind sie der Beobachtung und dem Experiment zugänglich durch wissenschaftliche Methoden und mit psychospirituellen Techniken beeinflussbar und nutzbar.

Die vertikale 3-DGV könnte eine neue Form der vertikalen Induktion darstellen, eine ohne Substanzgebrauch und vor allem zeitlich präzise begrenzt. Keiner der Personen, die sich an den hier beschriebenen Visualisierungen beteiligt haben, verblieben über die Sitzung hinaus in einem schwebenden oder unterirdischen Zustand. Spätestens als die Kamera abgeschaltet wurde, waren sie wieder mit beiden Füßen auf dem Boden, in der weltlichen mitteleuropäischen Zeitordnung zurückgekommen.

Die Frage, inwiefern ich als Therapeut oder während den Aufnahmen in der Rolle als Begleiter und Bewusstseinsforscher die vertikale Bewegung unterstützt habe, kann ich nicht beantworten. Es hat während den Aufnahmen aus meiner Sicht sicher eine wechselseitige Begegnung stattgefunden (Schore 2012). Wir traten in einen Raum eines »Umgreifenden« ein, in dem ein Glaube in Güte herrscht, so wie Karl Jaspers die gemeinsame Arbeit des Therapeuten und Klienten beschreibt (Schmidt 2019).

Valle und Mohs (1998) beschreiben sechs Qualitäten, die einer Haltung transzendenten Bewusstseins innewohnen:

- Tiefe Stille und Frieden, der erfahren wird als »Sein«
- Friedvoller Geisteszustand
- Auflösung der Trennung zwischen »Beobachten und Beobachtetem« sowie die Abwesenheit eines Gefühls von »Ich«
- Eine Erfahrung von Sein, die das Gefühl von Raum übertrifft
- Eine andere Qualität von Zeit, die Platz macht für das »Ewige Jetzt«
- Ein intuitives Wahrnehmen, das eine »Anders-als-ich-Qualität« hat und sich in Momenten von Einsicht präsentiert

Die meisten hier beschriebenen Merkmale finden wir auch bei unseren Reisenden. Die transzendenten Erfahrungen, deren Zeugen wir hier sein dürfen, werden auch von William James, der vor 100 Jahren an der Harvard-Universität Psychologie und Philosophie lehrte, als religiöse Erfahrungen beschrieben. Damals wurden transzendente Erfahrungen, wie er sie in seiner Studie erwähnt, von den Beteiligten auch mit dem Geist Gottes in Zusammenhang gebracht. Obwohl James selbst über keine lebendige Empfindung eines Kontakts mit Gott verfügte, kam er zu der Schlussfolgerung, es gebe »im menschlichen Bewusstsein ein Empfinden von Realität, ein Gefühl von objektiver Gegenwart, von ›da ist etwas‹, eine Wahrnehmung, die tiefer und allgemeiner reicht als irgendeiner der besonderen ›Sinne‹, denen die gängige Psychologie das ursprüngliche Entdecken realer Existenz zuspricht« (James 2014, S. 89).

Spirituelle Erlebnisse kommen überraschend häufig vor, auch unter denjenigen, die sich selbst als nicht gläubig bezeichnen. Hardy hat in Großbritannien in Abständen von über 20 Jahren Menschen die folgende Frage gestellt: »Haben Sie jemals in der Gegenwart eine Macht gespürt, etwas, was sich von Ihrer Alltagserfahrung unterscheidet, unabhängig davon, ob Sie es Gott nennen oder nicht?« Im Jahr 1978 bejahten dies 36 %, 1987 waren es 48 % und im Jahr 2000 gaben mehr als 75 % der Befragten an, sich einer spirituellen Dimension in ihrer Erfahrungswelt bewusst zu sein (Hardy 1979; Sheldrake 2018).

Inwiefern die Reisenden im vorliegenden Buch in der Vergangenheit spirituelle

Erfahrungen gemacht haben, wusste ich nur von Einzelnen. Wir hatten im Vorfeld darüber gesprochen. Bezüglich der anderen hatte ich keine Ahnung. Früher sprach man von einem gebildeten und bereisten Menschen, das war nicht schwierig festzustellen. Im spirituellen vertikalen Kontext hat die Tatsache, ein bereister Mensch zu sein, eine andere Bedeutung, die wir jedoch, wenn wir selbst diesen Weg schon gegangen sind, wie Katinka erwähnte, wiedererkennen können.

Sieben Fragen

- Wie würden Sie Ihre horizontale Entwicklung (zum Beispiel kognitive Kräfte und Beziehungsfähigkeit) auf einer Skala von 1 (wenig entwickelt) bis 5 (sehr gut entwickelt) einstufen?
- Wie würden Sie Ihre vertikale Entwicklung (Gemeinschaftsempfinden und Identifikation mit dem universalen) auf einer Skala zwischen 1 (wenig entwickelt) und 5 (sehr gut entwickelt) einschätzen?
- Assagioli sagt, dass transzendente Erfahrungen etwas bewirken können. Was haben transzendente Erfahrungen in Ihrem Leben bewirkt?
- Benutzen Sie auch »psychospirituelle« Techniken (Rituale, Körperübungen, Schwitzhütten, Psychedelika usw.), um transzendente Erfahrungen zu initiieren oder zu unterstützen?
- Welche Formen oder Methoden setzen Sie ein?
- Wie erklären Sie sich, dass diese bei Ihnen wirksam sind?
- Wo und wie haben Sie diese Techniken gelernt?

Vier Anregungen für die spirituelle Arbeit

- Sie können die von Valle und Mohs oben erwähnten Qualitäten zum transzendenten Bewusstsein konkret ansprechen. Zum Beispiel können Sie fragen: »Kennen Sie Momente der tiefen Stille und dem Frieden? Wann haben Sie das letzte Mal eine solche Erfahrung gemacht? Möchten Sie darüber berichten?«
- Eine nächste Frage könnte lauten: »Kennen Sie den Zustand, bei dem die Zeit aufhört zu bestehen und ›ein ewiges Jetzt‹ eintritt? Wenn ja, wissen Sie noch, wie es dazu kam?«
- Vielleicht gelingt es Ihnen, in Ihrer Praxis einen Raum des Friedens herzustellen. Wie können Sie das fördern und was braucht es dazu? Dieselben Fragen können Sie auch in Bezug auf Ihr Zuhause und Ihre Familie stellen.
- Können Sie als Therapeut mit Ihren Klienten eine heilende Stille gestalten? Wie würden Sie vorgehen? Vielleicht können Sie ein Gedicht vorlesen oder der Patient sein Lieblingsgedicht und danach zusammen schweigen.

6 Amelie

Amelie = A; Klaus = K

K: Ich erkläre Ihnen kurz, wie wir beginnen. Sie stellen mit den Hölzchen Ihren psychisch-seelischen Innenraum dar. Es geht heute nicht um die feinen Details, sondern eher um eine skizzenhafte Darstellung. Im Vorfeld habe ich bereits erwähnt, dass ich mir erlauben werde, jede Frage, die mir kommt, zu stellen, und Sie erlauben sich bei jeder Frage zu sagen: »Darauf will ich nicht antworten«. Wenn Sie eine Pause machen oder die Visualisierung beenden möchten, können Sie das jederzeit tun. Das Gleiche gilt auch für mich. Ist das okay?
A: Ja.

A baut mit den Hölzchen ihre Umzäunung (→ Abb. 6-1).

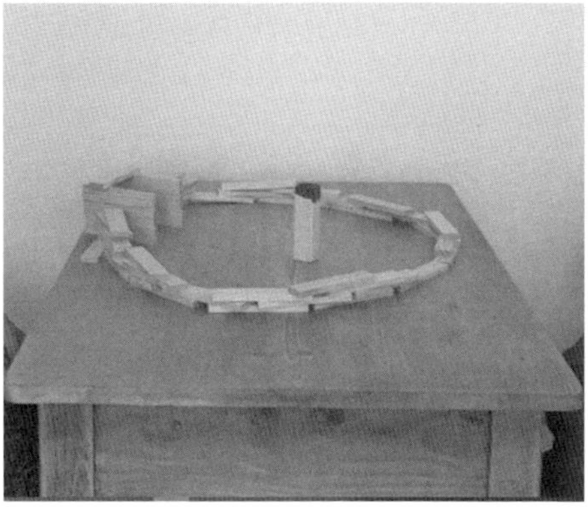

Abb. 6-1

K: Wir würden mit diesem Bild arbeiten, ist das richtig?

A: Ja.

K: Sie haben vor ca. zwei Jahren Ihre letzte dreidimensionale Grenzvisualisierung gemacht. Stimmt das?

A: Ja.

K: Können Sie sich noch erinnern, wie Ihre Ich-Grenze damals aussah?

A: Es hat am Schluss ähnlich ausgesehen wie jetzt. Nur der Eingangsbereich ist jetzt ein bisschen größer.

K: Wie geht es Ihnen, wenn Sie sich vorstellen, Sie sind diese Figur und stehen jetzt in Ihrem Innenraum?

A: Ich fühle mich wohl. Es ist ein bisschen anstrengend, weil ich nach außen schaue.

K: Sie meinen, Sie schauen durch das Tor nach außen?

A: Ja.

K: Wo schauen Sie hin?

A: Ich kontrolliere, ob etwas von außen auf mich zukommt, das kann auch etwas Schönes sein. Es ist ein Warten.

K: Ist es eine freudige Neugier oder eher ein Aufpassen-Müssen?

A: Es ist ein bisschen beides. Es ist etwas zwischen wachsam und sehnsüchtig sein, zum Beispiel auf jemanden, der mich besuchen möchte.

K: Beim Darstellen haben Sie die Wände des Eingangstores von zwei Hölzchen auf drei Schichten erhöht. Was geschah da?

A: Ich überlegte mir: Wenn ich nach außen gehen möchte, müsste ich mich mit zwei Hölzchen zu stark bücken. So ist es mehr ein Tor.

K: Sie müssen sich aber immer noch bücken?

A: Ja, nur ein bisschen.

K: Spüren Sie jetzt einen Bewegungsimpuls?

A: Ja, ich möchte mich drehen.

A dreht ihre Figur 90 Grad nach links (A sitzt auf dem Foto links).

K: Ist das besser?

A: Ja, es ist ruhiger, wohltuend ruhiger.

K: Wo schauen Sie hin?

A: Jetzt in den eigenen Innenraum.

K: Sie schauen hinein?

A: Ja, ich sehe nur ein bisschen, was draußen ist.

K: Das Tor ist jetzt links von Ihnen.

A: Ja, ich würde es trotzdem bemerken, wenn jemand kommen würde. Mit dieser Blickrichtung bin ich gelassener, entspannter.

K: Und das Erwartungsvolle, ist das jetzt stärker oder schwächer?

A: Eine gute Frage, eher stärker.

K: Wie haben Sie in den letzten Wochen, Monaten Ihren Innenraum verlassen?

A: Mal durch das Tor und manchmal bin ich über den Zaun an der gegenüberliegenden Seite geklettert.

K: Dort ist der Zaun relativ tief und es ist dementsprechend einfach, hinauszugehen. Wie würden Sie das jetzt machen? Möchten Sie es mal ausprobieren?

A bewegt ihre Figur über den Zaun und stellt ihre Figur rechts hinter den Raum mit dem Blick der Außenwelt zugewandt.

K: Wie ist das?
A: Es fühlt sich leer an, ein bisschen verloren, so in der großen Weite.
K: Als Sie mit der Figur in der Außenwelt ankamen, haben Sie zuerst kurz in Ihren Garten geschaut, stimmt das?
A: Ja, ich habe kurz hineingeschaut. Wenn ich draußen bin, bin ich nicht mehr mit meiner Innenwelt verbunden.
K: Kennen Sie diesen Standort? (→ Abb. 6-2)

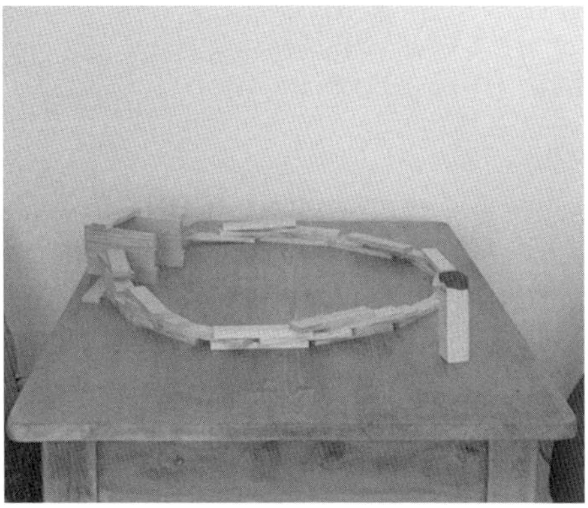

Abb. 6-2

A: Ja.
K: Wie würden Sie wieder in Ihren Innenraum zurückgehen?
A: Ich würde um den Zaun herumlaufen (→ Abb. 6-3).

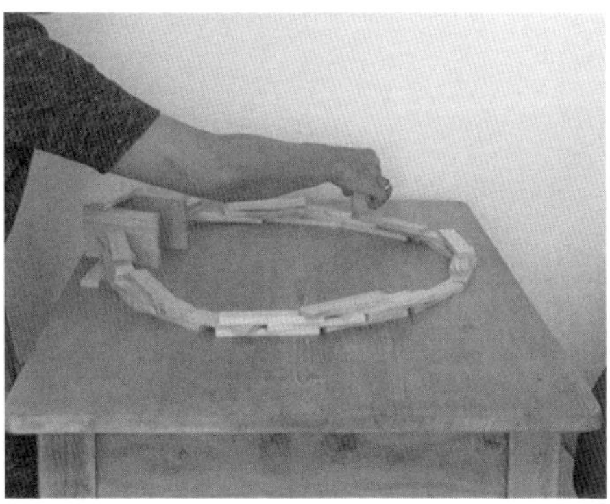

Abb. 6-3

K: Können Sie da kurz anhalten? Wie war der Weg bis hierher?
A: Ein bisschen anstrengend, es dauert zu lange, bis ich wieder beim Haupteingang bin.

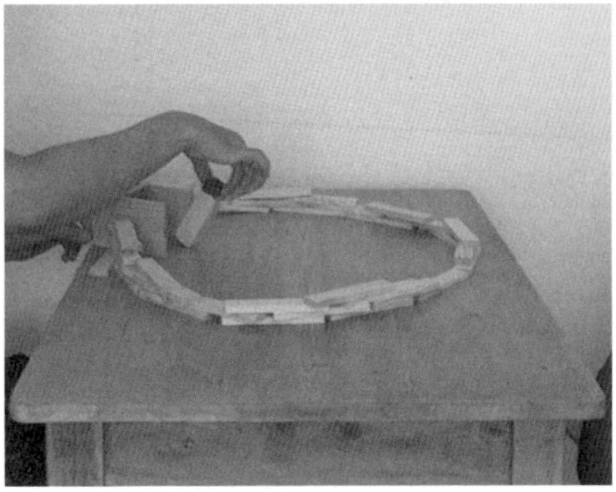

Abb. 6-4

K: Möchten Sie weiter gehen?
A: Ja.

A bewegt ihre Figur unter dem Tor durch und tritt wieder in ihren Innenraum ein (→ Abb. 6-4).

K: Wie war es für Sie, wieder in Ihren Innenraum einzutreten?
A: Das Bücken war ein wenig mühsam.
K: Gibt es noch andere Möglichkeiten, Ihre Innenwelt zu verlassen?
A: Vielleicht hier rechts?
K: Ich habe auch noch eine Idee, soll ich sie Ihnen sagen?
A: Ja.
K: Sie könnten auch vertikal rausgehen.
A: Ja, das stimmt.
K: Kommt Ihnen das bekannt vor, kennen Sie das?
A: Vielleicht vereinzelt.
K: Können Sie sich daran erinnern?
A: Ich bin mir nicht ganz sicher, vielleicht vor 1 ½ oder 2 ½ Jahren.
K: Was war da?
A: Eine Kleingruppensituation, in der ich wie in einer anderen Sphäre war.
K: Was war das für ein Anlass?
A: Es ging um schamanisches Heilen.
K: Da haben Sie eine Übung gemacht?
A: Ja.
K: Rückblickend könnte es eine Bewegung nach oben gewesen sein?
A: Ja.
K: Und als Kind, gingen Sie da auch manchmal nach oben?

A kommen die Tränen.

K: Das berührt Sie jetzt?

A: Ja, die Tränen gehören zu dieser Situation als Kind.

K: Wie alt waren Sie damals?

A: Zwischen 11 und 13 Jahren.

K: Wir können jetzt drei Sachen machen. Das Erste wäre, mit Ihrer Figur nach oben zu gehen. Wir könnten andererseits schauen, was geschah, als Sie die schamanische Übung gemacht haben, oder auch in die Situation gehen, die Sie als Kind erlebt haben, und diese untersuchen.

A: Zuerst möchte ich die schamanische Übung anschauen und vielleicht danach noch die Situation als Mädchen.

K: Können Sie mit Ihrer Holzfigur ganz langsam darstellen, was Sie in der schamanischen Übung erlebt haben?

A nimmt ihre Figur und bewegt sie langsam nach oben.

K: Wie ist das, wenn Sie jetzt mit Ihrer Figur da oben sind?

A: Schön (lacht), so frei, auch faszinierend.

K: Darf ich Ihnen eine Rückmeldung geben?

A: Ja.

K: Als Sie vorher Ihre Figur nach oben bewegt haben, hat sich Ihr Gesichtsausdruck völlig geändert. Ich kann es nicht genau beschreiben. Haben Sie es auch bemerkt?

A: Ab einem gewissen Punkt kam etwas sehr Befreiendes.

K: Können Sie die gleiche Bewegung nochmals machen, noch langsamer? Vielleicht können Sie etwas dazu sagen, wie die schamanische Übung damals angefangen hat? Also der Moment, als Sie abgehoben sind.

A: Es war eine Anleitung, eine Trance-Anleitung, und es war auch etwas mit der Atmung. Zuerst ein achtsames Verankern in der Innenwelt, dann folgte das Loslassen.

K: Das Loslassen würden Sie auch noch einen achtsamen Zustand nennen? Vielleicht können Sie es hier nochmals probieren, indem Sie nur ein ganz wenig mit Ihrer Figur nach oben gehen.

A bewegt ihre Figur ca. 10 Zentimeter aufwärts (→ Abb. 6-5).

A: Sind Sie immer noch achtsam?

A: Nein, eher in einem Trance-Zustand. Ich nehme meine Atmung wahr und etwas wie Verbindungen.

K: Was für Verbindungen?

A: Das ist schwierig in Worte zu fassen. Es ist ein Heilwesen, dass sich mit mir verbindet.

K: Jetzt sind Sie etwas höher als vorher (ca. 30 cm). Spüren Sie hier schon die Freiheit, die Sie vorher erwähnt haben?

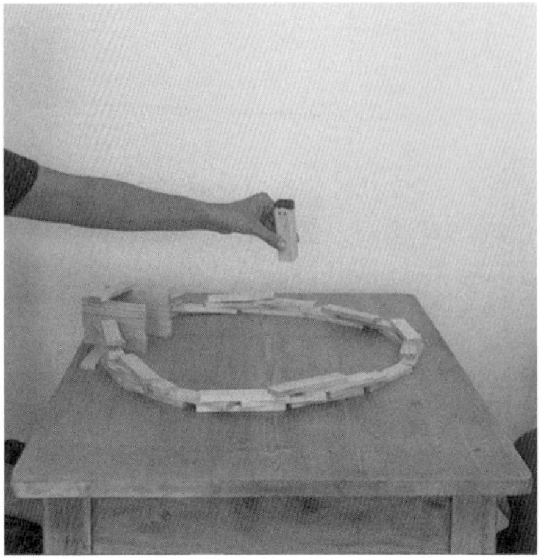

Abb. 6-5

A: Nein, noch nicht.
K: Sie versuchen die passenden Worte zu finden, ist das auf dieser Höhe schwieriger?
A: Ja.
K: Können Sie weiter aufwärts gehen und angeben, wann Sie diese Freiheit wieder wahrnehmen?

A bewegt ihre Figur langsam aufwärts.

A: Hier (ca. 40 cm).
K: Sie drehen die Figur ein wenig, sie kippt. Was geschieht jetzt?
A: Da kommt eine Verbindung, zu einem Krafttier.
K: Krafttier oder Heilwesen, oder ist das das Gleiche?
A: Ja, das ist das Gleiche.
K: Wo ist das Heilwesen?
A: Weiter oben.
K: Sie spüren die Verbindung mit diesem Krafttier, mit diesem Heilwesen?
A: Ja.
K: Was will es Ihnen mitteilen?
A: Das es hier oben ein Wissen gibt.
K: Sie können sich mit diesem Wissen verbinden?
A: Ja, das wäre möglich.
K: Müssen Sie dafür noch weiter aufsteigen?
A: Ein Stück noch und dann ein bisschen nach vorne.
K: Möchten Sie das versuchen?

A geht mit ihrer Figur weiter nach oben.

K: Ist das neu für Sie, was Sie jetzt tun, oder haben Sie während der schamanischen Übung etwas Ähnliches gemacht?

A: Ich war ganz kurz noch etwas höher und bin dann schnell wieder hinuntergekommen.

A steht auf und geht mit ihrer Figur noch höher (→Abb. 6-6).

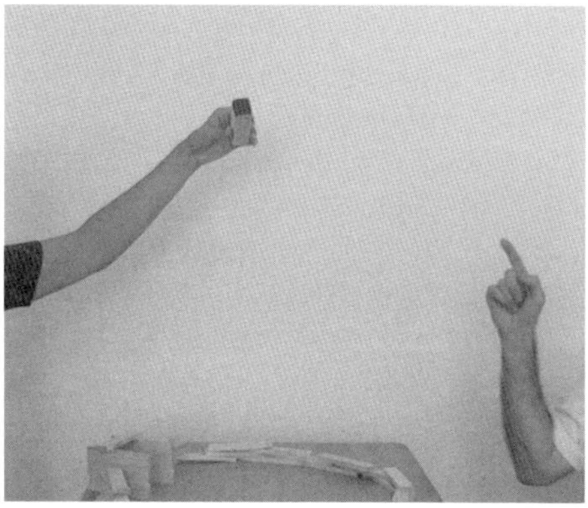

Abb. 6-6

K: Wie ist das?

A: Super, eine Schwerelosigkeit und Freiheit ist da, tragender als vorher. Es fühlt sich weiter an. Dies ist nicht auf mich bezogen, sondern auf den Raum.

K: Befindet sich das Heilwesen auch auf dieser Höhe?

A: Nein, das hält sich noch höher auf.

K: Können Sie das Wesen sehen?

A: Eine Vorstellung ist da, ich weiß nicht, ob ich es sehen kann. Es ist wie ein Raubvogel, braun-schwarz.

K: Dürfen Sie das Wesen anschauen?

A: Ich dürfte schon, ich habe es einfach noch nicht gemacht.

K: Möchten Sie es versuchen? Ist es besser, wenn ich auch aufstehe?

A: Ich weiß es nicht.

K: Soll ich es mal tun?

K steht auch auf.

A: Nein, es ist besser, wenn Sie sitzen bleiben, es lenkt ab, wenn Sie stehen.

K setzt sich wieder.
A dreht ihre Figur, sodass diese nach oben schaut.

A: Er kreist über mir.

A dreht ihre Figur, sodass diese wieder nach unten blickt.

K: Sie sehen jetzt Ihren Innenraum von oben?
A: Ja, das ist angenehm. Ich möchte mich nicht weiter entfernen, es zieht mich nach unten.
K: Darf ich fragen, hat es dort oben beim Raubvogel noch andere Wesen?
A: Vielleicht noch andere Vögel.
K: Dieser Raubvogel und Sie, haben Sie etwas miteinander?
A: Ja, ich glaube schon.
K: Wissen Sie, was Sie miteinander haben?
A: Nein.
K: Gehört er zu Ihnen, unterstützt er Sie?
A: Ich gehöre zu ihm.
K: Wie ist das für Sie?
A: Ein bisschen befremdend.
K: Wussten Sie, dass es oben etwas gibt, wozu Sie gehören?
A: Ja, aber dass es so konkret ist, fühlt sich fast wie eine Abhängigkeit an.
K: Dabei haben Sie vorher von Freiheit gesprochen.
A: Es sind Konzepte von unten, die sagen, es ist unangenehm. Wenn ich oben bin, sind diese Konzepte nicht da, dann spüre ich keine Abhängigkeit.
K: Sie können das jetzt relativieren?

A dreht ihre Figur wieder mit dem Blick nach unten und geht abwärts.

A: Es ist schön nach unten zu gehen, es ist dort vertrauter.
K: Sehen Sie von dieser Höhe aus Zusammenhänge, die Sie unten nicht wahrnehmen können?
A: Ich sehe die Größe und Weite des Gartens von oben besser als von unten. Es ist umfassender, was ich sehe.
K: Möchten Sie wieder zurück in Ihren Innenraum?
A: Ich möchte mich zuerst noch ein bisschen umschauen. Da ist eine Freude (→ Abb. 6-7).

A stellt ihre Figur in ihren Raum.

A: Ich freue mich über die in der höheren Sphäre gemachten Erfahrungen.
K: Die Erinnerungen nehmen Sie nachher mit nach Hause?
A: Ja, ich spüre eine Weite, eine Leichtigkeit und eine Wachheit.
K: Das haben Sie alles von oben mitgenommen?
A: Ja.
K: Die Reise nach oben hat Ihnen gutgetan, stimmt das?
A: Ja.
K: Könnte es Sinn machen, öfters aufwärts zu gehen?

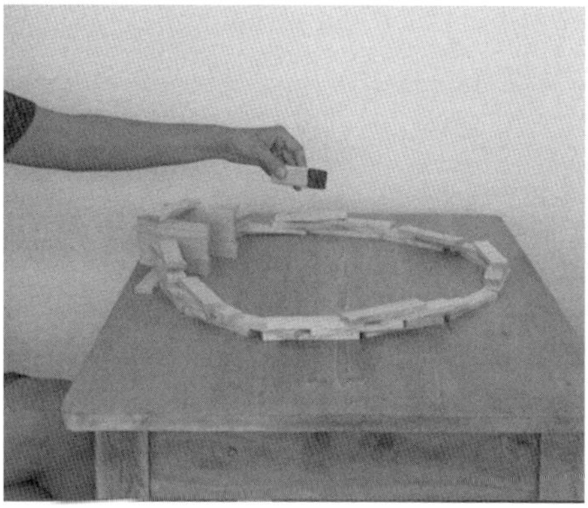

Abb. 6-7

A: So wie jetzt?
K: Ja, oder in einer anderen Form.
A: Ja (lacht).
K: War das jetzt ähnlich wie die schamanische Übung damals?
A: Es ist anders, aber oben beim Drehen war es ähnlich, als ich noch weiter aufwärts schaute.
K: Haben Sie den Raubvogel damals auch gesehen?
A: Nein, einen anderen.
K: Möchten Sie jetzt mit Ihrer Figur darstellen, wie es war, als Sie ca. 12 Jahre alt waren? A braucht Zeit sich zu entscheiden.
K: Sie haben jetzt eine gute Erfahrung gemacht. Vielleicht haben Sie damals auch etwas gemacht, was Ihnen in der Situation gutgetan hat? Vielleicht haben Sie dort intuitiv genau das Richtige gemacht.
A: Es kommt eine Schwere. Ich könnte mich jetzt damit verbinden. Es kommt etwas Bedrohliches, gleichzeitig auch eine Dankbarkeit.
K: Kommt die Gefahr von unten oder von oben?
A: Von unten.
K: Vielleicht war das Heilwesen damals auch schon da?
A: Ja, aber mehr links.
K: Möchten Sie es probieren? Es ist eine bewusste Entscheidung.
A: Ja.
K: Ist es stimmig für Sie?
A: Ja, auch trotz den Erinnerungen an die Gefahr.
K: Sie entscheiden.
A: Es ist gut.
K: Versuchen Sie, Ihre Figur langsam zu bewegen.
A: Warum langsam? Mir ist es damals schnell vorgekommen.
K: Wenn Sie sich langsam bewegen, können Sie Ihren Körper besser wahrnehmen. Aber nur, wenn es für Sie geht.

A bewegt die Figur leicht aufwärts, die Figur befindet sich ein wenig außerhalb des Innenraumes.

K: Wie ist das?
A: Es ist wie ein »Umhüllt-Werden«.
K: Und die große Gefahr ist wo?

A zeigt mit der Hand auf einen Bereich im Innenraum rechts (→Abb. 6-8).

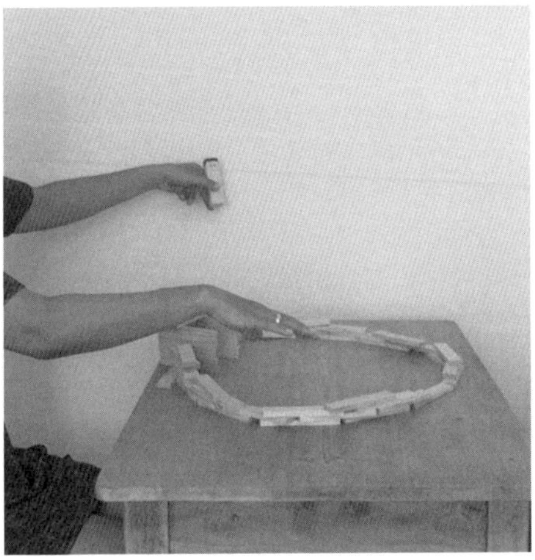

Abb. 6-8

K: Wie reagieren Sie auf das?
A: Von hier oben muss ich es akzeptieren. Die Chance, etwas zu machen, habe ich verpasst.
K: Ich habe ein Bild, ist es in Ordnung, wenn ich es beschreibe?
A: Ja.
K: Haben Sie auf dieser Höhe Macht über die Gefahr, zum Beispiel, dass sie gehen soll?
A: Jetzt oder damals?
K: Jetzt. Dass Sie aus einer höheren Position Macht ausüben können?
A: Sie schrumpft, die Gefahr wird kleiner. Sie ist verschwunden. Jetzt löst sie sich schneller auf als damals.
K: Wie ist diese Erkenntnis? Sind Sie dort oben, wo Sie jetzt sind, in Sicherheit?
A: Ja, dieser Ort gibt mir Vertrauen. Die Gefahr ist nur noch ganz klein.
K: Darf sie bleiben?
A: Ja, das ist okay so.
K: Noch eine Zwischenfrage: Was haben Sie mit dem »Umhüllt-Sein« gemeint?
A: Ich fühle einen Schutz um mich herum. Er ist hell, das Licht kommt von hinten.
K: Nehmen Sie jetzt einen Bewegungswunsch wahr?
A: Ich will hinuntergehen.

A geht mit ihrer Figur zurück in ihren Innenraum und stellt sich nach einem Suchprozess an einen neuen Ort.

A: Das ist einer meiner Lieblingsorte, und es gibt beim Eingangstor etwas zu tun (→Abb. 6-9).

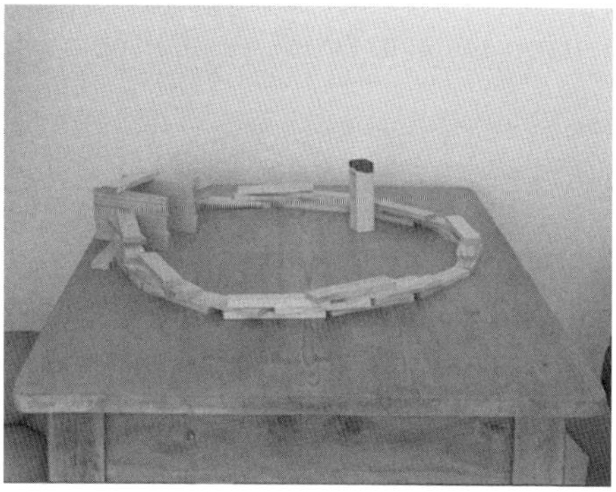

Abb. 6-9

K: Sie haben sich mit Ihrer Figur zuerst zur Gefahr hinbewegt. Wissen Sie, warum?
A: Ich wollte sehen, ob sie wirklich weg ist.
K: Und?
A: Ja, sie ist nur noch sehr klein.
K: Sie haben vielleicht jetzt hier das Gleiche wie damals gemacht, als Sie ca. 12 Jahre alt waren. Haben Sie jetzt das Gefühl oder auch schon damals, dass etwas Heilendes geschehen ist?
A: Das Aufwärtsgehen und eine Weile Oben-Bleiben war schon heilend. Das Schwierige hat viel Platz eingenommen. Damals ist mehr zurückgeblieben.

A muss weinen.

K: Was geschieht jetzt?
A: Es taucht etwas anderes auf, das schwer ist.
K: Was mit diesem zusammenhängt?
A: Nein, ich glaube nicht. Es kommt woanders her. Ich merke, dass das, was ich gerade gemacht habe, heilend war.
K: Es ist schon erstaunlich, man geht hinaus, bewegt sich nach oben, schaut von dort auf die Innenwelt, und dort geschieht etwas.
A: Ja.
K: Es gibt Menschen, die benötigen Psychedelika oder halluzinogene Mittel, um aufwärts gehen zu können, und berichten immer wieder von einem heilenden Erlebnis. Ich weiß nicht, ob das Sinn macht, aber Sie haben jetzt vielleicht etwas Ähnliches erlebt. Möchten Sie etwas dazu sagen?

A: Ich will mich jetzt an diesem Ort in meiner Innenwelt hinlegen.
K: Hat es Kraft gebraucht?
A: Ja, der zweite Teil hat mehr Kraft benötigt.
K: Wie geht es Ihnen jetzt?
A: Ich fühle mich ruhig und wohl.
K: Wo nehmen Sie die Ruhe im Körper wahr?
A: In der Mitte im Brust-Bauch-Bereich. Ich spüre im Hals, dass es anstrengend war.
K: Jetzt könnten wir eine Pause einlegen, und dann schauen Sie, ob Sie danach noch nach unten gehen möchten. Ist das okay?
A: Kann ich nach der Pause entscheiden?
K: Ja, das ist gut.

(Pause)
Nach der Pause gibt A an, dass sie weitermachen möchte.

K: Wir können die Reise jetzt fortsetzen mit einem Abstieg in die unterirdische Welt. Haben Sie das schon mal gemacht, waren Sie schon einmal unter Ihrem inneren Garten?
A: Nein.
K: Wenn Sie dort in Ihrem Innenraum stehen, wo würden Sie Ihre Reise nach unten beginnen?
A: Links vom Eingang, dort hat es eine Treppe.
K: Die gibt es schon?
A: Es kommen gerade viele Bilder. Ich sehe eine Falltür mit einem Deckel. Der ist überwachsen.
K: Sie wussten bis jetzt nicht, dass es dort eine Treppe gibt?
A: Nein, das wusste ich nicht.
K: Dann haben Sie gerade eine Entdeckung gemacht? Möchten Sie mit Ihrer Figur zur Falltür gehen?

A bewegt ihre Figur zur Falltür (→ Abb. 6-10).

K: Wie ist das?
A: Ich spüre eine Nervosität, eine leichte Angst.
K: Wovor haben Sie Angst?
A: Angst vor dem Hinuntergehen, davor, was dort auf mich zukommen könnte. Ich weiß, wie ich die Falltür öffnen kann.
K: Von innen aus auch?
A: Ich würde sie offenlassen, wenn ich hineingehe.
K: Möchten Sie jetzt absteigen?
A: Ja, der Eingang ist ganz offen.

A bewegt ihre Figur vorne am Tischrand entlang abwärts.

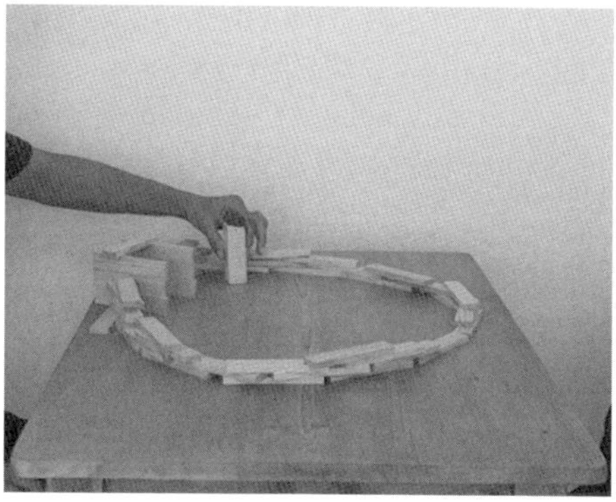

Abb. 6-10

A: Mein Kopf ist schon unten. Es ist aufregend, nicht beängstigend, eher abenteuerlich (→ Abb. 6-11).

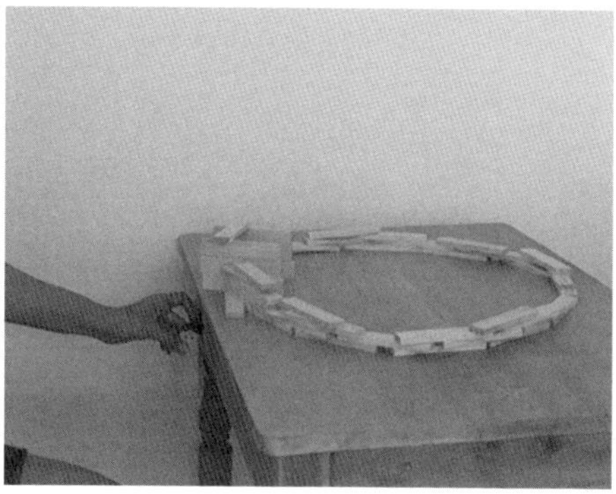

Abb. 6-11

K: Wo spüren Sie, dass es aufregend ist?
A: In den Armen und im Bauch.

A bewegt die Holzfigur weiter abwärts.

A: Es gibt da einen Weg, der relativ einfach zu gehen ist. Er ist mit Steinen gepflastert.
K: Also den Weg gibt es schon?

K steht auf und schaut sich die Position der Figur genau an.

K: Sind Sie mit der Figur unter Ihrer Innenwelt oder außerhalb dieses Umkreises?
A: Unterhalb meiner Innenwelt, dort hat es einen Raum.
K: Sind Sie jetzt in diesem Raum oder in einem Zugangsweg?
A: In einem Gang.

K: Sie haben gesagt, Sie waren noch nie unten. Wer hat diesen Pflastersteinweg gebaut?

A: Ich weiß es nicht. Vielleicht meine Ahnen? Ich schwanke zwischen meinem Großvater väterlicherseits und meinem Großvater mütterlicherseits. Ich glaube, mein Großvater, mütterlicherseits war schon hier. Ob meine Mutter auch schon diesen Ort besucht hat, weiß ich nicht.

K: Wenn Ihre Mutter hier schon einmal war, hat sie Ihnen auf irgendeine Art darüber berichtet?

A schüttelt den Kopf.

K: Sie haben Ihren Großvater gekannt?

A: Ja.

K: Hat er davon erzählt?

A: Nein, ich glaube nicht.

K: Gibt es unten einen Weg, der zur Mutter führt?

A: Es gibt diesen Raum unter meiner Innenwelt, und hier rechts ist noch ein zweiter Raum.

K: Sie sind in einem dieser Räume?

A: Nein, im Gang dazwischen.

K: Können Sie stehen oder müssen Sie kriechen?

A: Hier kann ich stehen. Ich sehe so etwas wie eine Tropfsteinhöhle. Es tropft auch ein wenig, es ist nicht dunkel.

K: Gibt es noch mehr Räume und Gänge?

A: Der große Raum rechts führt zum Großvater. Der andere Raum zur Mutter.

K: Sie können sie von hier aus besuchen?

A: Nein, der Weg zu ihr ist abgeschlossen.

K: Also Ihre Mutter kann den anderen großen Raum nicht besuchen?

A: Doch ich glaube schon, wenn sie die Absperrung umgeht. Ich glaube, ich war doch schon mal unten.

K: Wer hat die Absperrung gebaut?

A: Ich weiß es nicht.

K: Für mich klingt das, ist es in Ordnung, wenn ich es ausspreche?

A: Ja.

K: Wie ein geheimnisvolles unterirdisches Röhrensystem.

A kommen die Tränen.

A: Ich glaube, mein Großvater mütterlicherseits und meine Mutter sind so miteinander verbunden. Da gibt es schon dieses Geheimnisvolle.

K: Das berührt Sie, diese tiefe unsichtbare Verbundenheit?

A: Mehr, dass es eine verschwiegene Verbundenheit ist, dass sie versteckt ist.

A trocknet ihre Tränen mit der Hand.

A: Ich sehe diese Holzsperrung zur Mutter, ich weiß nicht, ob ich sie vielleicht selber gebaut habe.
K: Wie alt waren Sie damals?
A: Acht, zehn Jahre alt.

K holt ein Taschentuch für A.

K: Möchten Sie die Holzsperrung entfernen?
A: Das ist schwierig. Ich begegne meiner Mutter lieber an diesem Ort, als dass sie über die Treppe hochkommen würde. Ich glaube, die Treppe habe ich nicht selbst gebaut.
K: Hat sie Ihr Großvater erstellt?
A: Ich weiß es nicht, vielleicht doch eher meine Mutter.
K: Eines der Elternteile macht für das Kind einen Zugang zum Unterirdischen?

(Stille, eine Pause.)

K: Haben Sie oder würden Sie das bei Ihren Kindern auch machen?
A: Ich würde es nicht heimlich machen.
K: Bei Ihnen war es heimlich?
A: Ja.
K: Ist das eine Familientradition?
A: Wahrscheinlich machen es viele Menschen so.
K: Man könnte die Tradition beenden, was meinen Sie?
A: Ja.
K: Ist es unten kühl?
A: Es ist nicht unangenehm, es geht hauptsächlich um meine Mutter. Vielleicht ist sie auch schon ein paarmal über die Treppe zu mir gekommen. Es ist auch schön hier unten, man kann sich hier erholen.
K: Tropft es immer noch?
A: Ja.
K: Wenn Sie anschließend wieder nach oben gehen, nehmen Sie wahrscheinlich diese Bilder und Erfahrungen mit. Könnten Sie sonst noch was mitnehmen?
A: Einen Stein vielleicht. Wenn ich einen Stein mitnehmen möchte, muss ich in den großen Raum gehen.
K: Auf dem Kasten dort liegen kleine Steine, soll ich ein paar auf den Boden legen?
A: Ja.

K steht auf und legt fünf kleine Steinchen unter den Tisch auf den Boden.
A geht mit ihrer Figur nach unten und holt sich einen Stein (→ Abb. 6-12).

A: Darf ich auch zwei Steine mitnehmen?
K: Ja.

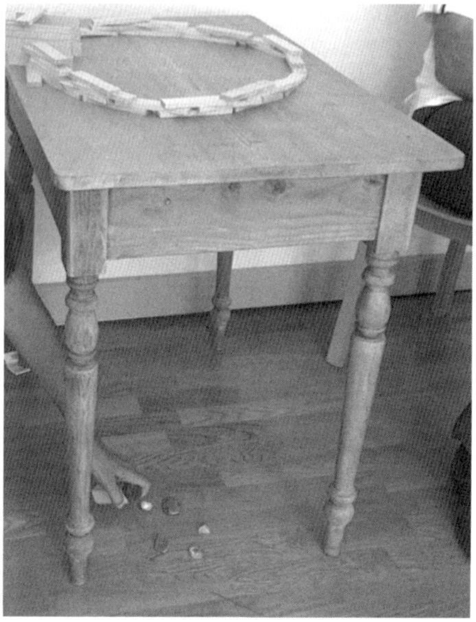

Abb. 6-12

A geht mit ihrer Figur und beiden Steinen bis zum Tischrand aufwärts.

A: Mir wird schwindlig, vielleicht wegen dem Bücken.

A geht über die Treppe in ihren Raum zurück und legt die Steine zwischen der Figur und der Falltür hin. Dann dreht sie sich zu 90 Grad weg.

A: Ich möchte einen Stein woanders hinlegen.
K: Haben Sie die Falltür abgeschlossen?
A: Nein, die ist noch offen. Ich glaube, diesen Stein möchte ich wieder zurücklegen.

A legt einen Stein auf den Boden zurück.

A: Jetzt liegt er bei der Holzabsperrung. Er macht diesen Ort damit schöner.
A geht mit ihrer Figur über die Treppe zurück in ihren Raum.
A: Ich nehme jetzt eine Ruhe wahr.
K: Oberhalb Ihres Raumes haben Sie Gelassenheit wahrgenommen, ist die Ruhe jetzt anders?
A: Ja.
K: Wo nehmen Sie sie jetzt wahr?
A: In den Schultern und beim Atmen.
K: Wie geht es Ihnen jetzt, nachdem Sie sich zweimal nach oben bewegt haben und einmal abgestiegen sind?

A: Es geht mir erstaunlich gut, es fühlt sich befreiend an. Ich bin schon erstaunt, dass dieser Stein hier in meinem Raum liegt.

K: Erinnert Sie der Stein an die Welt unten, an Ihren Großvater?

A beginnt zu weinen.

A: Der Stein berührt mich.

K: Sollen wir es hierbei belassen, was meinen Sie? Oder möchten Sie noch etwas sagen?

A: Ja, auch wenn ich weine, ist es angenehm und ruhig in mir.

K: Möchten Sie noch etwas zum Berührt-Sein sagen?

A: Ein Teil gehört wahrscheinlich zur Mutter und ist nicht meiner.

K: Ist der Zugang zum Unterirdischen noch offen?

A: Ja.

A schließt die Falltür ab.

A: Es ist gut so.

Nachtrag Amelie

Amelie beschreibt, dass sie als 11- bis 13-jähriges Kind auch schon mental in eine höhere Schicht aufgestiegen ist. Es berührt sie, weil es sie an eine schwierige Zeit erinnert. Mit dem Aufwärts-Gehen und eine Weile Oben-Verbleiben konnte sie damals für sich eine heilende Wirkung erzielen. Intuitiv wusste sie, was ihr guttat. Brigitta erinnert sich, dass sie 2–3 Jahre alt gewesen sein muss, als sie erstmals aufgestiegen ist. Es gab ihr ein Gefühl von Ruhe und Sicherheit. Es war für sie eine Form des Überlebens. Bis zum 10. Lebensjahr hat sie dies öfters wiederholt.

Primarschullehrer berichten, dass es immer wieder Kinder in der Klasse gibt, die abwesend sind, die sich oben in einer Traumwelt aufhalten, wovon man sie hinunter holen muss. Vielleicht erinnern Sie sich auch an Kinder in Ihrer Schulklasse, die weit weg waren und sich in höhere Sphären bewegten, oder vielleicht waren Sie selbst so ein Kind? Und wäre es manchmal nicht besser, der Primarschullehrer würde das Kind oben lassen und nicht versuchen, es hinunterzuholen?

Wir wissen, dass Kinder, wenn sie geboren werden, mit ihrem Aufmerksamkeitsstandort in der Innenwelt auf die Welt kommen und die ersten Monate gar nicht fähig sind, ihren Innenraum mit der Aufmerksamkeit zu verlassen. Erst mit ca. 18 Monaten sind sie fähig, mental-horizontal in die Außenwelt zu gehen (Blaser, in Vorb.). Das ist der Zeitpunkt, zu dem sie sich im Spiegel erkennen können und die Sprache sich zu entwickeln beginnt. Diese Begabung unterscheidet uns Menschen von den meisten Tieren. Schimpansen, Bonobos, Delfine, Elefanten (De Waal 2017) und die Familie der Raben (Emery u. Clayton 2004) können sich auch im Spiegel erkennen. Ist es nicht erstaunlich, dass wir Menschen zusätzlich schon im Alter von 2–3 Jahren diese vertikale mentale Auf- und Abwärtsbewegung ausführen können?

Wie wir im vorherigen Kapitel gesehen haben, wird diese Bewegung von Innen aus in Gang gesetzt. Zuerst treten wir in die eigene Innenwelt ein, bevor wir nach oben gehen. Das bedeutet: Wir brauchen keine Außenwelt, um die vertikale Dimension zu erkunden. Sind Tiere auch fähig, sich nach oben zu begeben? Die meisten Tiere sind nicht imstande, ihre Innenwelt auf der horizontalen Ebene zu verlassen, wie zum Beispiel Hunde und Katzen (jeder Hundebesitzer weiß, dass sein Hund sich nicht im Spiegel erkennt). Haben Tiere auch die Befähigung, sich auf einer höheren Warte selbst zu regulieren, und wenn ja, könnte dies eine heilende Wirkung haben? Jungaberle berichtet von Vögeln, die vergorene Früchte essen, Rentieren, die sich von Fliegenpilzen ernähren, Kängurus, die Schlafmohn konsumieren, und jungen männlichen Delfinen, die Kugelfischgift zu sich nehmen (Jungaberle 2022).

Inwiefern spirituelle Erfahrungen eine heilende Wirkung haben, beispielsweise bei psychiatrischen Patienten, ist ein Thema, mit dem sich Forscher zunehmend ernsthaft auseinandersetzen.

Seit tausenden von Jahren werden religiöse, spirituelle Rituale durchgeführt. Warum sollte die Menschheit in so vielen Kulturen über eine so lange Periode dies machen, wenn sie keinen Nutzen davon hätte (Smart u. Denny 2007)?

Bis vor kurzem waren Religion und mentale Gesundheit eng miteinander verbunden. Viele der ersten psychiatrischen Spitäler waren in Klöster integriert und wurden von Mönchen und Priestern geleitet. Erst als im 19. Jahrhundert der berühmte französische Neurologe Jean Charcot und der Österreicher Sigmund Freud die Hysterie und die Neurose mit Religion in Verbindung brachten, entstand für das darauffolgende Jahrhundert ein tiefer Graben zwischen psychiatrischer Behandlung und Religion (Koenig 2009). Im Jahre 1998 berichtete eine Studie, dass 90 % der hospitalisierten psychiatrischen Patienten Unterstützung in der Religion finden, und 40 % sagten, dass die Religion der wichtigste Faktor sei, ihr Leben weiterführen zu können (Koenig 1998). Koenig kommt in einem weiteren Review-Artikel zu der Schlussfolgerung, dass gelebte Religion und Spiritualität mit besseren Coping-Strategien für Stress, mit weniger Depressionen und Suizidversuchen und mit weniger Angstsymptomen und Drogenabhängigkeit einhergehen (Koenig 2009).

Spirituelle Suche und Methodik sind sehr verwandt mit wissenschaftlicher Methode. Beide sind auf der Suche nach Wahrheit und benötigen radikale Offenheit. Beide richten sich auf die Struktur der Welt, die Wissenschaft mithilfe der Sinneserfahrung, die Spiritualität mithilfe der Innenerfahrung (Walach 2021). Spiritualität definieren Sims und Cook folgendermaßen:

> Spiritualität ist eine eigenständige, potenziell kreative und universelle Dimension menschlicher Erfahrung. Sie kann sich im Einzelnen, aber auch in Gruppen, Gemeinschaften und Traditionen zeigen. Sie kann erfahren werden als eine Beziehung zu dem, was ganz »innen« immanent und persönlich ist, also innerhalb von uns selbst und den anderen, aber auch als Beziehung mit dem was

> ganz »anders« ist, transzendent und jenseits des Selbst. Es wird erfahren als von entscheidender, letztgültiger Wichtigkeit und betrifft daher die Fragen von Sinn und Bedeutung im Leben, von Wahrheit und Werten. (Sims u. Cook 2009, S. 4)

Eine mehr theistisch orientierte Definition stammt von George et al.:

> Die Suche nach dem Heiligen ist zentral für alle Definitionen von Spiritualität und Religion und ihrer Abgrenzung von anderen sozialen und persönlichen Phänomenen. In der hier verwendeten Bedeutung bezieht sich »das Heilige« auf ein göttliches Wesen, eine höhere Macht oder eine endgültige Realität, je nachdem, wie jemand dies wahrnimmt. (George et al. 2000, S. 104)

Wie wir heute wissen, ist unser Gehirn ein fortdauerndes bewegliches, lernendes Organ, das wir mit jeder Handlung und sinnlicher Wahrnehmung beeinflussen. Neurobiologen nennen diese unglaubliche Fähigkeit Neuroplastizität (Doidge 2017). Doidge spricht von einer wissenschaftlichen Revolution, die zeigt, wie sich unser Gehirn durch Liebe, Sex, Träume, Beziehungen, Sucht, Kultur, Technologie und Psychotherapie verändert. Diese Aufzählung könnte wahrscheinlich auch ergänzt werden mit wiederkehrenden Ritualen und außergewöhnlichen religiösen Erfahrungen. Bereits 1904 erklärte der Neuroanatom Ramon y Cajal, dass das »Gedankenorgan« innerhalb gewisser Grenzen formbar und durch gezielte mentale Übung perfektionierbar ist (zit. nach Pascual-Leone 2003). Wenn wir spirituelle Abläufe unbewusst wiederholen oder wenn wir sie bewusst erzeugen, zum Beispiel durch religiöse Rituale, stärken wir die Hirnareale, die dafür zuständig sind. Hiermit beschäftigt sich die Neurotheologie (Walach 2011). So ist wahrscheinlich der rechte mittlere temporale Kortex für den Eindruck, mit einer Spiritualität in Berührung gekommen zu sein, zuständig und der Parietallappen für die Erweiterung des Selbsterlebens und der Veränderung des Körperschemas (Beauregard u. Paquette 2006; Ott 2008). Zudem werden wahrscheinlich während außergewöhnlicher Erfahrungen auch Areale, die für kognitive Fähigkeiten zuständig sind, deaktiviert (Walach 2011).

Aus neurobiologischer Sicht besteht das Ziel einer Gesprächspsychotherapie darin, die funktionale Einflusssphäre des Präfrontallappens zu erweitern (Solms u. Turnbull 2002). Durch Psychotherapie werden neue neuronale Verbindungen geknüpft, zum Beispiel für neue Bewältigungsstrategien oder für die Entwicklung neuer zwischenmenschlicher Verhaltensweisen, und es werden gleichzeitig auch Verknüpfungen gezielt aufgelöst, wie zum Beispiel in der Behandlung von Traumata. Einbeziehung der Spiritualität in die Therapie, beispielsweise durch gezieltes Fragen nach Nahtoderfahrungen, kindlichen Träumen und transzendenten Erfahrungen, kann dazu beitragen, eine Verbindung zu diesen Erfahrungen bewusst wiederherzustellen. Der Nobelpreisträger Kandel schreibt, es bestehe kein Zweifel mehr, dass Psychotherapie messbare Veränderungen im Gehirn bewirkt (Etkin et al. 2005).

Wie wir in der Sitzung mit Amelie und Brigitta gesehen haben, können diese Erfahrungen reaktiviert werden. Reaktivieren bedeutet aus neuroplastischer Sicht, neuronale Verknüpfungen wieder aufzufrischen und zu stärken. Mit der vertikalen 3-DGV haben wir ein niederschwelliges Instrument zur Verfügung, womit dies auf relativ einfache Weise möglich ist. Die vertikale 3-DGV ist zeitlich überschaubar, planbar und wird vom Therapeuten eng begleitet. Während der Sitzung wird die Verbindung zwischen dem Therapeuten und den spirituell Reisenden aufrechterhalten. Das Risiko auf Entgleisungen, wie das bei Substanzgebrauch geschehen kann, wird dadurch auf ein Minimum reduziert. Wenn die vertikale 3-DGV im Rahmen eines therapeutischen Kontextes stattfindet, ist auch die Nachbetreuung gewährleistet, und die heilenden Erfahrungen können aus neuroplastischer Sicht gefestigt werden.

Mit der hier beschriebenen spirituellen Therapie ist nicht die Behandlung einer Krankheit, eines Symptoms oder »Defizits« gemeint, sondern es wird die Möglichkeit angeboten, eine spirituelle Erfahrung zu machen, die von Mitgefühl, Absichtslosigkeit und Demut begleitet wird. Diese Erfahrung kann zu jedem Zeitpunkt gemacht werden und ist nicht an eine Phase der Krankheit oder des Sterbens gebunden, wie das oft bei »spiritual care« der Fall ist (Heller u. Heller 2018). Die vertikale 3-DGV hat nichts mit einer konfessionell-religiösen Seelsorge zu tun, sondern könnte als transzendentes Resonanzangebot innerhalb eines therapeutischen Kontextes definiert werden. Im gemeinsamen Erleben des spirituellen Moments erwächst eine Würde, eine Verbundenheit mit etwas Größerem, und vorbestehende Sinnesfragen bekommen einen neuen Platz. Der Perspektivenwechsel kann zu einer Änderung des narrativen Selbst führen und dies wiederum kann alte, hemmende Selbstbilder durch neue konstruktive Selbstwahrnehmungen ersetzen. Da die neue Perspektive nicht kognitiv vermittelt werden kann, sondern am eigenen Leib erfahren werden muss, wirkt die vertikale 3-DGV auf einer tiefen körperlichen Ebene. Die nichtrationalisierbare vertikale Reise mit der Holzfigur wird zu einem einmaligen Lebensereignis und oft als Wendepunkt mit einem Davor und einem Danach wahrgenommen. Die erlebte Einsicht, in ein größeres Ganzes eingebettet zu sein, hat sehr oft, unabhängig vom individuellen Leiden, von schwierigen Lebensumständen oder religiösen Fragen, eine heilende Wirkung.

Sechs Fragen

- Was machen Sie, wenn Sie Ihre körperliche und auch Ihre psychische Selbstheilung fördern möchten?
- Haben Sie ein Bewusstsein für die eigenen Selbstheilungskräfte und können Sie sich vorstellen, dass die vertikale Dimension Ihnen dabei behilflich sein könnte?
- In welchem Lebensbereich fördern Sie zurzeit Ihre Neuroplastizität?
- Gibt es auch weniger offensichtliche Bereiche, wie eine neue Sprache zu lernen oder ein neues Musikinstrument?
- Können Sie aus eigener Erfahrung bestätigen, dass Psychotherapie, Coaching oder ein anderes heilendes Verfahren Ihre Neuroplastizität aktiviert?
- Wie fühlt sich das genau an?

Drei Anregungen für die spirituelle Arbeit

- Wie ist Ihr Patient aufgewachsen in Bezug auf den Glauben? Wurde vor dem Essen gebetet, wurde er getauft? Wie fühlt sich dieser Gottessegen jetzt an? Wurde an kirchlichen Ritualen teilgenommen? Wie sprach man über Andersgläubige?
- Wie wurden religiöse und oder spirituelle Bilder und Glaubenssätze weitergegeben, zum Beispiel mit Verpflichtungen, Diskussionen oder mit rituellen Handlungen? War es erlaubt, als Jugendlicher die spirituelle Welt selbst zu entdecken und anschließend einen eigenen Weg zu gehen?
- Welche Kräfte wurden für Krankheiten und Heilungserfolge verantwortlich gemacht? Waren die Eltern sich diesbezüglich einig? Wenn nicht, wer war für den Patienten prägender?

7 Philipp

Philipp = P; Klaus = K

K: Mit den Hölzchen können Sie die mentale Grenze zur Außenwelt darstellen, wie Sie das vor ein paar Monaten auch getan haben, und zwar so, wie Ihre Ich-Grenze heute, hier und jetzt aussieht. Die ausgewählte Holzfigur stellt Sie dar. Ist das für Sie okay so?

P: Ja.

P wählt eine Holzfigur für sich aus und stellt sie in die Mitte des Tisches mit dem Gesicht nach vorne gerichtet (→ Abb. 7-1).

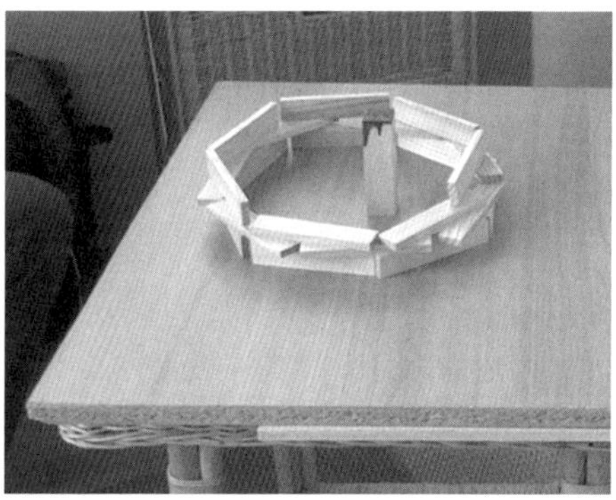

Abb. 7-1

K: Wie ist das für Sie, wenn Sie dieses Bild jetzt sehen?

P: Auf den ersten Blick sieht die Grenze stabil aus. Vorne gibt es zwar eine Stelle, die ein bisschen wackelig ist, und die rechte Seite ist nicht ganz gleichmäßig gebaut. Zudem sehe ich überall zwischen den Hölzchen kleine Ritzen.

K: Erinnern Sie sich noch, wie Ihr Bild vor vier Monaten ausgesehen hat?

P: Ich habe grobe Erinnerungen daran.

K: Was ist der Unterschied zu Ihrem damaligen Schlussbild?

P: Das ganze Konstrukt sah damals gleichmäßiger aus, der Raum war größer, die Grenze stabiler und ich hatte ein Eingangstor. Der Zaun war auch höher als jetzt.

K: Wie erklären Sie sich diese Änderungen innerhalb einer so kurzen Zeit?

P: Ich habe ein Ritual mit meinem Großvater mütterlicher Seite gemacht, und das wirkt noch nach. Rechts, wo die Abgrenzung weniger hoch ist, fühle ich mich unsicher. Vor dem Ritual war die Grenze rechts noch tiefer.

K: Warum ist der psychische Innenraum in der dazwischenliegenden Zeit kleiner geworden?

P: Wahrscheinlich, weil ich es zurzeit sehr streng habe und mir zu wenig Zeit für mich nehme. Ich habe meine Innenwelt zu wenig gepflegt.

K: Und wenn Sie Ihrer Innenwelt weniger Aufmerksamkeit schenken, wird sie kleiner?

P: Ja.

K: Was ist mit dem Eingangstor geschehen?

P: Bei der jetzigen Grenzdarstellung ist mir das Tor gar nicht in den Sinn gekommen. Vielleicht weil ich kürzlich mit meiner Partnerin eine starke Auseinandersetzung hatte. Bei dieser Auseinandersetzung konnte ich mich nicht gut genug schützen. Danach war ich erschöpft und hatte Angst, ich könnte krank werden. Diese Form der Verausgabung kenne ich gut.

K: Hat Ihre Partnerin bei dieser Auseinandersetzung unerlaubt Ihre Grenze überschritten?

P: Ja.

K: Wie lange ist das her?

P: Eine Woche.

K: Wie konnten Sie in der letzten Woche ohne Eingangstor Ihre Innenwelt verlassen?

P: Ich bin wahrscheinlich über die Umzäunung gestiegen oder vielleicht auch gesprungen.

K: Haben Sie das in den letzten Tagen gemacht?

P: Wahrscheinlich schon.

K: Könnten Sie eine Situation, in welcher das geschah, beschreiben?

P: Beim Essen merkte ich es, als eine Kompensationshandlung stattfand. Ich habe eine ganze Tafel Schokolade gegessen.

K: Drüberspringen beinhaltet auch eine Aufwärtsbewegung. Wenn Sie ein Tor besitzen, können Sie, sich horizontal fortbewegend, den Innenraum verlassen.

P: Beim Schokolade-Essen ging ich mental nach oben. Der Zucker wirkt anregend, es findet eine Überstimulierung statt und gleichzeitig auch etwas Betäubendes.

K: Können Sie das, was beim vielen Schokolade-Essen geschieht, mit der Holzfigur darstellen?

P nimmt seine Figur und bewegt sie leicht rückwärts nach oben. Etwa 25 Zentimeter über dem Tisch hält er an und schaut mit der Figur leicht nach oben.

P: Es ist ein Wegschauen.

K: Sie befinden sich mit Ihrer Figur noch oberhalb Ihres Innenraumes?

P: Ja.

K: Wie geht es Ihnen dort?

P: Ich nehme eine Trauer und Anspannung wahr.

K: Wo nehmen Sie diese im Körper wahr?

P: Im unteren Rückenbereich.

K: Wie lange bleiben Sie nach dem übermäßigen Schokolade-Essen dort oben?

P: Das kann bis zu zwei Tage dauern. Es fällt mir schwer wieder hinunterzukommen.

K: Können Sie einmal von diesem Ort aus auf Ihre Innenwelt schauen, wie ist das?

P: Es erfasst mich eine Schwere im Körper, die ich vorwiegend im Schläfen- und Augenbereich sowie im Rücken und in den Füßen empfinde.

K: Hilft diese Schwere Ihnen, wieder nach unten zugehen?

P: Sie hat schon etwas Erdendes.

K: Können Sie nun versuchen, langsam hinunterzugehen?

P bewegt seine Holzfigur langsam abwärts.

P: Es kommt eine leichte Traurigkeit und gleichzeitig fühlen sich meine Füße lebendig an. Meine Augen sind angespannt.

P stellt die Figur wieder in die Mitte seines Raumes.

K: Wie ist es, wieder in Ihrer Mitte zu sein?

P: Ich komme wieder ins Fließen. Die Traurigkeit nehme ich noch in meinem Gesicht wahr.

K: Können Sie Ihre Figur einmal 90 Grad nach rechts drehen?

P dreht die Figur langsam nach rechts (→Abb. 7-2).

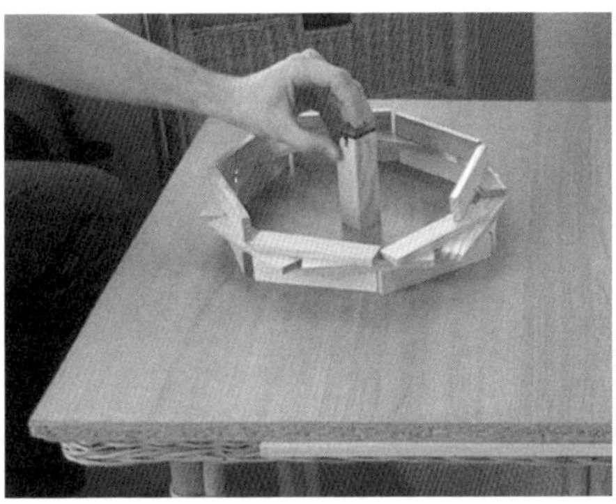

Abb. 7-2

K: Wie ist das?

P: Mein Blick wird weich und unscharf. Die Blickrichtungsänderung löst ein Ohnmachtsgefühl aus.

K: Wenn Sie sich vorstellen, Sie sind die Figur und schauen jetzt nach außen, was sehen Sie dann?

P: Es ist wie im Krieg, wie wenn ich verschanzt nach vorne schaue.
K: Draußen ist es gefährlich?
P: Ja, ich bin exponiert.
K: Löst das eine Bewegung aus?
P: Es ist eine Ohnmacht und Panik da und ich empfinde eine starke Anspannung im Augenbereich.
K: Möchten Sie sich bewegen?

P bewegt seine Figur hektisch, fast panikartig in seinem Raum hin und her.

P: Wo soll ich hingehen?
K: Sie zeigen keine Aufwärtsbewegung.
P: Nein, ich habe eher den Impuls, mich hinter der eigenen Grenze außerhalb meines Raumes zu verstecken (→ Abb. 7-3).

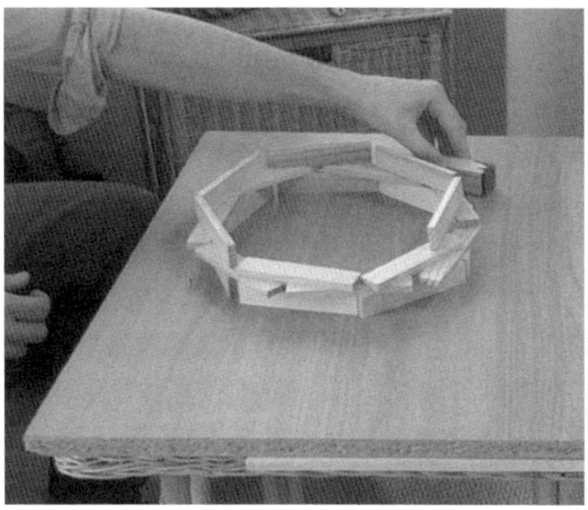

Abb. 7-3

P: Es ist, als ob mir die Luft stehenbleibt. Ich fühle mich hier sicherer, und gleichzeitig habe ich den Gedanken, es könnte mir etwas Schlimmes geschehen.
K: Können Sie Ihre Figur wieder in Ihren Innenraum stellen?
P stellt seine Holzfigur rückwärts schauend in die Mitte seiner Innenwelt.
K: Wie geht es Ihnen jetzt?
P: Es wirkt noch nach. Die Anspannung in den Augen lässt nach. Im Bauch ist noch eine Anspannung vorhanden.
K: Und Sie schauen jetzt in eine andere Richtung als vorher.
P: Ich sehe jetzt die Kriegsschauplätze nicht mehr. Es fühlte sich an, als ob ich den Krieg selber erlebt hätte.
K: Wissen Sie, wo diese Kriegsbilder hingehören?
P: Ja, sie gehören zu meinem Großvater.
K: Die Bilder sind möglicherweise in Ihrer Innenwelt gespeichert.
(Nach einer Pause)

K: Sie haben Mal erwähnt, dass Sie sich in den letzten Ferien mit Ihrer Partnerin dazu entschieden haben, kein LSD mehr zu konsumieren. In welchen Situationen hatten Sie in der Vergangenheit Lust, LSD zu konsumieren? Hat das mit dieser Bedrohung, die von außen kommt, zu tun?

P: Ich verspüre dann eine Lust, etwas in mich hineinziehen zu wollen, wenn der Wunsch nach einer intensiven Erfahrung aufkommt, einer mit der Vorstellung, ich muss noch durch etwas hindurchgehen. Mit LSD glaube ich, präziser hinschauen zu können, es ist ein Prozess, eine Reise der Hingabe.

K: Sie wissen schon vor der LSD-Einnahme, wo die Reise hingeht?

P: Nein, weil ich nicht genau weiß, wo sich das, was mich interessiert, befindet.

K: Die Reise könnte also auch ganz woanders hinführen?

P: Ja, diesbezüglich ist auch Demut gefragt.

K: Hat es auch mit Neugier zu tun und mit einer Überwindung der Angst?

P: Ja, auch.

K: Können Sie mit der Holzfigur darstellen, wie eine LSD-Reise aussieht?

P legt seine Figur auf dem Rücken liegend auf den Boden seines Innenraumes. Dann dreht P seine Figur auf seine Seite und geht näher zur rechten Grenze.

K: Was bedeutet das Liegen?

P: Es ist eine Äußerung des Loslassens. Gleichzeitig nehme ich die Umgebung genau wahr. Indem ich zum Beispiel meine Hände präzise beobachte, schaue ich meine Grenze an. Eine LSD-Bewegung kann sich auch anders zeigen.

P bewegt seine Figur, sodass sie sich auf der Grenze abstützt (→ Abb. 7-4).

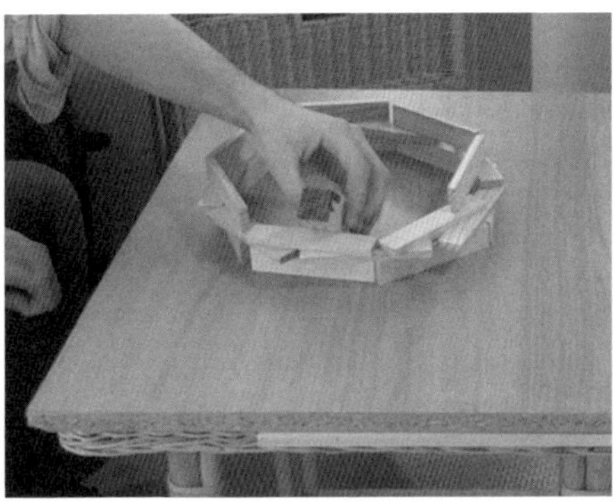

Abb. 7-4

P: Oder ich lege mich auf die Grenze (→ Abb. 7-5).

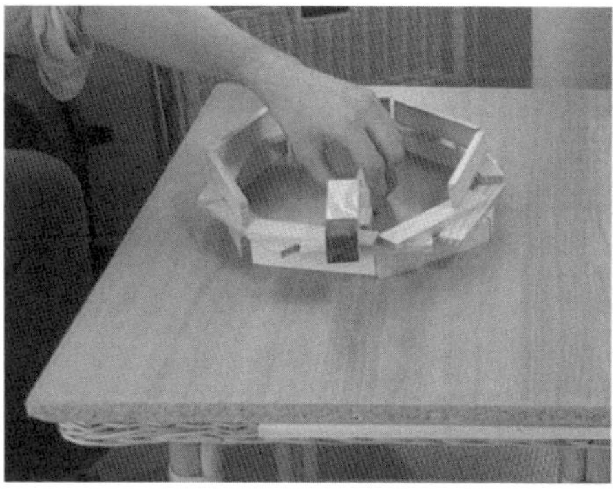

Abb. 7-5

K: Und dann schauen Sie hinunter?
P: Ja.
K: Was sehen Sie dort?
P: Ich sehe bewegende, farbige, geometrische Muster.
K: Die sehen Sie dort unten?
P: Ja.
K: Außerhalb Ihres Innenraumes?
P: Ja. Sie sind eigentlich überall, weil meine Grenze sich langsam auflöst.
K: Sie liegen jetzt auf Ihrer Grenze.
P: Die Bewegung hängt auch von der Dosierung ab.
K: Bleiben Sie dort liegen oder geht die Reise weiter?
P: Ich löse mich weiter auf, indem ich mich nach oben bewege.

P bewegt die Figur in liegender Position aufwärts (→ Abb. 7-6).

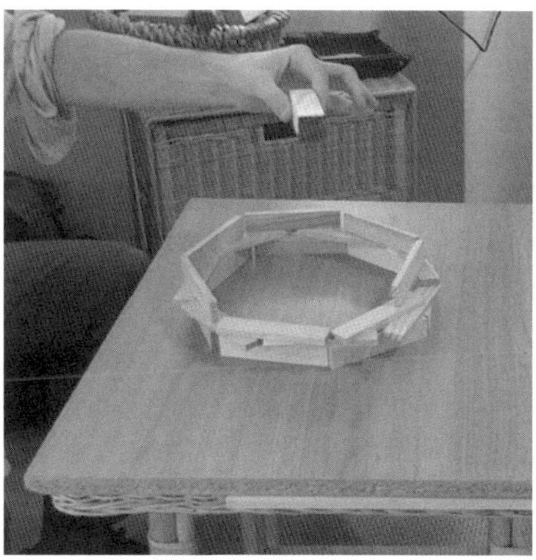

Abb. 7-6

K: Sie sind jetzt etwas weiter oben als nach dem exzessiven Schokoladekonsum. Beim Schokolade-Essen haben Sie die Selbstauflösung nicht erwähnt. Hat das mit der Blickrichtung nach oben zu tun?
P: Die Empfindungen mit LSD sind deutlich intensiver und auch mehr mit Angst verbunden.
K: Angst vor was?
P: Es ist eine Grundangst. Ich merke, dass es mir zu viel wird und ich noch weiter aufwärts gehen möchte.

P bewegt seine Figur bis er ca. 50–60 cm von der Tischfläche entfernt ist.

K: Wie geht es Ihnen dort?
P: Ich fühle mich einsam, unverbunden, es fühlt sich leer an.
K: Ist dieser Zustand dosis- und zeitabhängig?
P: Ja.
K: Ich kenne Beschreibungen, in welchen LSD eine umgekehrte Wirkung hat. Die Personen fühlen sich eins mit der Umwelt, fühlen sich mit allem verbunden. Kennen Sie das auch?
P: Dieses Gefühl hatte ich vorher, als ich auf dem Boden lag. Wenn die Angst zunimmt, entsteht eine schnelle Auf- und Abbewegung. Ich pendle schnell vertikal hin und her. Wenn ich in der Abwärtsbewegung fast unten bin, gelingt es mir nicht, mich zu regulieren, und dann gehe ich direkt wieder nach oben.
K: Wenn Sie jetzt auf dieser Höhe sind, können Sie auf gleicher Höhe um sich herumschauen?

P dreht seine Figur um 360 Grad.

P: Mein Blick geht nicht weit, ist eingeengt.
K: Was sehen Sie, wenn Ihr Blick nach unten gewandt ist?
P: Dann sehe ich wieder die farbigen geometrischen Muster.
K: Sehen die jetzt anders aus?
P: Nein, gleich wie die vorher.
K: Sehen Sie die Muster auch in Ihrer Innenwelt?
P: Ich nehme meine Innenwelt jetzt nicht wahr.
K: Während der LSD-Reise haben Sie Ihren Großvater noch nicht erwähnt. Ist er zurzeit ein Thema?
P: Nein.
K: Es kommen keine Kriegsbilder?
P: Nein.
K: Auch durch den Wunsch, durch etwas gehen zu wollen, haben Sie während der Reise nicht mehr angesprochen.
P: Mit LSD werden gemachte Erfahrungen wieder lebendig.
K: Wie würde so ein »Durchgehen« mit der Figur aussehen?

P: Ich würde dann wahrscheinlich auf dem Bauch, auf dem Boden liegen, den Kontakt mit der Erde wahrnehmen wollen. Ich kann dann etwas abgeben, was oben nicht möglich ist.

K: Haben Sie auch schon LSD konsumiert, während Sie, vor der Einnahme, mental außerhalb des Innenraumes waren?

P: Wenn ich nicht bei mir war, war die Reise meistens schwierig und unangenehm.

P legt seine Figur außerhalb seines mentalen Innenraumes liegend hin (→Abb. 7-7).

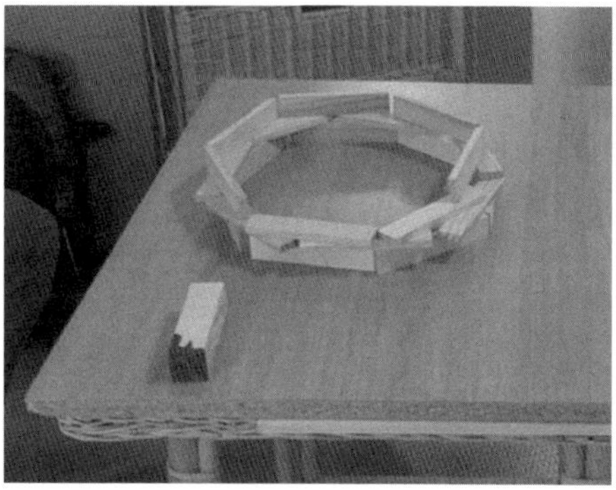

Abb. 7-7

P: Mich draußen hinzulegen ist eine Äußerung von Ohnmacht, ist mit Schwere verbunden. Ich bin nicht mehr mit meinem Körper verbunden.

K: Wie nehmen Sie das Unangenehme wahr?

P: Es fehlt eine Verbindung, es ist wirr.

K: Wenn Sie das so beschreiben, kommt bei mir das Gefühl des Zerrissen-Seins auf, passt das?

P: Ja.

K: Sie sind dann nicht fähig, in Ihre Innenwelt zu gehen, obschon Sie wissen, dass das besser wäre?

P: Das hängt von der Dosierung ab und vom Ort der Einnahme. Es ist ein Unterschied, ob ich in der Stadt bin oder in der Natur.

K: Wenn Sie in der Natur sind, sind Sie wahrscheinlich bei sich.

P: Auch die Personen, mit denen ich zusammen bin, sind sehr wichtig.

P stellt seine Figur wieder in seinen Innenraum.

K: Sie haben vor einigen Wochen entschlossen, kein LSD mehr zu konsumieren. Was führte Sie zu dieser Entscheidung?

P: Die Nachwirkungen einer negativen LSD-Erfahrung. Beispielsweise empfinde ich eine potenzierte Angst, wie eine Retraumatisierung. Ich bin tagelang verunsichert.

K: Welches Trauma wird reaktiviert?

P: Eine generelle Angst, die mich lähmt und hilflos macht.

K: Und so kommen Sie wieder zum Großvater?

P: Wahrscheinlich, ja.

K: Macht das Sinn?

P: Ja. Seit ich vor zwei Jahren mit Alexandertechnik angefangen habe, ist meine Körperwahrnehmung stetig besser geworden. Meine Wahrnehmung wurde im Bereich des Rückens und der Augen sensibler und subtiler. Durch den LSD-Konsum wird mein Innenraum auch kleiner. Ich muss vermehrt meine Umgebung kontrollieren, meine Umgebung ganz präzise beobachten. Die Art und Weise, wie ich mich reguliere, wird nach regelmäßigem LSD-Gebrauch zunehmend ungesund.

K: Hat der Vorgang, sich mental vertikal nach oben zu bewegen, einen spirituellen Aspekt?

P: Als ich mich dazu entschieden habe, mit LSD aufzuhören, habe ich mit täglichem Meditieren angefangen. Die Aufwärtsbewegung während der Meditation findet ganz langsam statt. LSD oder auch Cannabis verursachen eine raketenähnliche Aufwärtsbewegung.

K: Sie gehen beim Meditieren also auch nach oben?

P: Ja, aber sehr langsam und mit einer fortdauernden Verbindung zur Erde.

K: Wie machen Sie das?

P: Um die Spannung in meinem Körper zu lösen, gehe ich langsam aufwärts. Wenn ich meine Augen öffne, kann ich sofort wieder in meinen Körper zurückkommen.

K: Wie würde die Meditation mit der Holzfigur aussehen?

P: Es hat wie einen vertikalen Kanal, in dem ich mich bewege.

K: Wie ein Zylinder?

P: Ja, genau.

K: Auch wenn Sie sich im Zylinder aufwärtsbewegen, bleibt die Verbindung zu unten erhalten?

P: Ja.

K: Möchten Sie das einmal mit Ihrer Figur machen?

P: Ja.

K: Ich kann Ihnen keinen Zylinder anbieten.

P legt ein schwarzes Gummiband als Symbol für den Zylinder um seine Figur und bewegt sie vertikal ca. 5 cm aufwärts (→Abb. 7-8).

K: Wie geht es Ihnen jetzt dort?

P: Ich bin umhüllt von einem goldenen Licht. Es ist angenehm warm und wohlig hier. Alles fließt in mir.

K: Wie nehmen Sie die Verbundenheit nach unten wahr?

P: Ich habe Kontakt mit meinen Füßen.

K: Haben Sie das goldene Licht bei LSD- oder Cannabis-Konsum auch schon gesehen?

P: Nein.

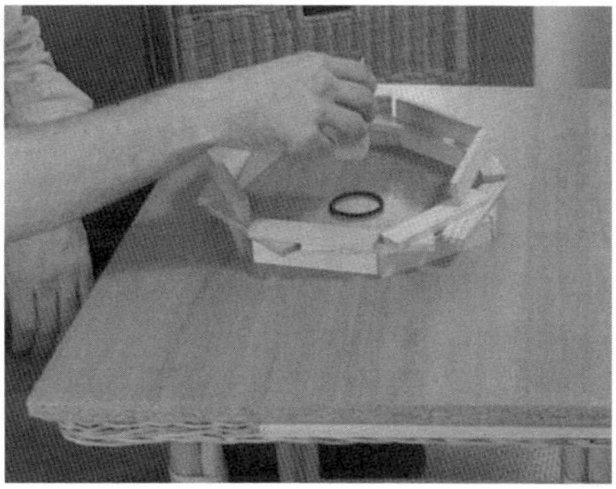

Abb. 7-8

K: Wie geht es Ihnen jetzt, nachdem Sie mehrere Formen der vertikalen Aufwärtsbewegungen mit der Holzfigur erlebt haben?

P: Ich bin gerade sehr bewegt. Am Schluss der Meditation hat mir die empfundene Verbundenheit mit der Umwelt und dem Boden gutgetan.

K: Könnten Sie sich vorstellen, mit der Holzfigur weitere Reisen zu machen?

P: Das hängt vom Setting ab. Zu Hause würde es eher in einem Meditationsrahmen als Visualisierung passen. Ich könnte das Grenzbild als Ausgangsbild benutzen. Vielleicht auch als Ritual.

K: Möchten Sie noch etwas sagen oder ergänzen?

P: Ja, mein Kompensationsbedürfnis hat bei mir schon als Kind mit dem Essen von Süßigkeiten angefangen. Ich war da vielleicht 8, 10 Jahre alt.

K: Meine Erfahrung ist, dass viele Kinder in diesem Alter mit der Aufmerksamkeit nach oben abdriften. Haben Sie das auch ohne Zuckeressen gemacht?

P: Ja, als meine Mutter mir aus Harry Potter vorgelesen hat. Da bin ich auch nach oben gegangen und habe mich wie aufgelöst.

K: Hat Ihre Mutter bemerkt, dass ihr Kind nach oben verreiste?

P: Ich glaube nicht.

K: Möchten Sie jetzt, nach den verschiedenen Reisen von heute, Ihr Grenzbild ändern?

P: Ja, ich möchte sicher wieder ein Eingangstor haben und den Zaun auch stabiler gestalten.

K: Ist dieser Wunsch die Folge einer Ihrer heutigen Reisen?

P: Ich kann diese Frage nicht genau beantworten. Ich spüre auf jeden Fall auch den Wunsch, den Innenraum wieder größer zu machen.

K: Möchten Sie das jetzt umsetzen?

P: Ja, gerne.

P entfernt zuerst die zwei oberen Schichten und vergrößert seinen Innenraum mit der untersten Schicht. Anschließend ergänzt er seine Grenze mit einer Innenschicht, erhöht den Zaun mit vier weiteren Hölzchen und baut einen klar erkennbaren Eingang (→Abb. 7-9).

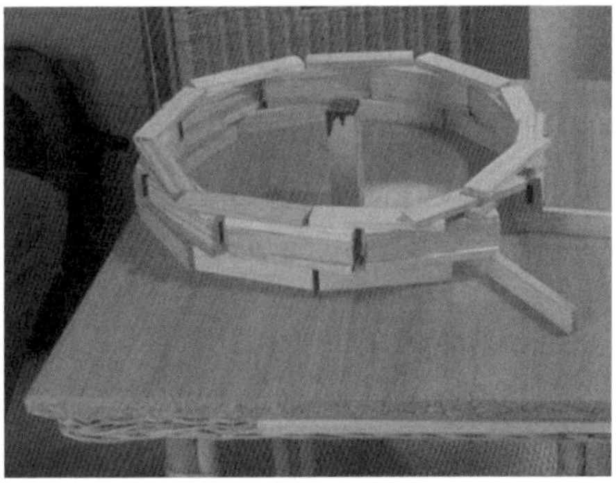

Abb. 7-9

K: Wie ist das jetzt für Sie?
P: Es fühlt sich stabil und sicher an. Ich nehme auch eine Neugier wahr. Es war gut, die Reisen in einem sicheren Rahmen gemacht zu haben.
K: Ist es gut, wenn wir es hierbei belassen?
P: Ja.

Nachtrag Philipp

Albert Hofmann synthetisierte als Chemiker bei der Firma Sandoz in Basel 1938 als Erster das halluzinogene Mutterkornalkaloid, das Lysergsäure-diäthylamid, abgekürzt LSD genannt. Fünf Jahre danach, als er die LSD-Synthese wiederholte, bemerkte er eine merkwürdige psychische Änderung mit Unruhe, leichtem Schwindel, einem rauschähnlichen Zustand mit angeregten Fantasien (Hofmann 1979). In seinem Buch, »LSD, mein Sorgenkind«, beschreibt er die Selbstversuche, die er anschließend mit unterschiedlichen LSD-Dosierungen gemacht hat. Mitten im Zweiten Weltkrieg nahm er eine winzige Dosis von 250 Mikrogramm. Innerhalb von 45 Minuten begann die Substanz zu wirken:

> Ich war in eine andere Welt geraten, in andere Räume mit einer anderen Zeit. Mein Körper erschien mir gefühllos, leblos, fremd. Lag ich im Sterben? War das der Übergang? Zeitweise glaubte ich, außerhalb meines Körpers zu sein, und erkannte dann klar, wie ein außenstehender Beobachter, die ganze Tragik meiner Lage. (Hofmann 1979, S. 32)

Hofmann bat seine Assistentin, einen Arzt zu rufen.

> Als dieser kam, hatte sich mein Zustand bereits geändert. Langsam kam ich nun wieder aus einer unheimlichen fremdartigen Welt zurück in die vertraute Wirklichkeit. Jetzt begann ich allmählich die unerhörte Farben- und Formenspiele zu sehen, die hinter meinen geschlossenen Augen andauerten. Bunte, fantastische Gebilde drangen auf mich ein, in Kreisen und Spiralen, sich öffnend und wieder schließend, in Farbfontänen sprühend. Besonders merkwürdig war, wie akustische Wahrnehmungen, etwa das Geräusch einer Türklinke, sich in optische Empfindungen verwandelten. (ebd., S. 33)

Aldous Huxley, ein englischer Romancier und Philosoph, beschreibt in »Die Pforten der Wahrnehmung Himmel und Hölle« die Wirkung von Meskalin, einem mexikanischen Kaktus und ebenfalls ein halluzinogen wirksames Alkaloid. Huxley schildert auch die geometrischen Flächen und Lichter, anschwellende, sich ausdehnende Energieknoten, vibrierende Muster, die geräuschlos nach oben glitten und wieder verschwanden (Huxley 2018). Der Psychiater Arthur Stoll führte 1947 an der psychiatrischen Klinik der Universität Zürich einen Selbstversuch durch und gibt in seinem Bericht deutliche Hinweise auf ein »mentales Nach-oben-Reisen«. Er erwähnt in seinem Bericht Dächermeere, Wüsten- und Wolkenkratzerlandschaften, Terrassen, und wie er auf einem hohen Stuhl sitzt, wie ein Vogel auf der Stange (zit. nach Hofmann 1979).

Philipp beschreibt auch farbige, sich bewegende geometrische Muster, wenn er, sich auf seine Abgrenzung stützend und liegend, nach unten schaut und wenn er von oben hinunterblickt.

Die Auflösung der eigenen Grenze, wie Philipp sie beschreibt, welcher wir schon in anderen Kapiteln begegnet sind, ist typisch für die transpersonale Erfahrung (über das Persönliche hinausgehend). In den transpersonalen Bewusstseinszuständen wird die räumliche Reichweite unserer Sinne grenzenlos und Begriffe des dreidimensionalen Raumes und der linearen Zeit lösen sich auf (Grof 2019). Stanislav Grof, der die transzendent Reisenden »Psychonauten« nennt, unterscheidet für die Grenzenlosigkeit mehrere Eigenschaften, u. a.: Erfahrungen des Gruppenbewusstseins, Kontakt mit den Ahnen, Erfahrungen mit der Evolution des Lebens, Identifikation mit Tieren, mit eigenen Organen sowie Identifizierung mit Pflanzen und mit der gesamten Schöpfung (Grof 2019).

Interessant ist, dass, wie wir das bei Philipp gesehen haben, die Auflösung der eigenen Grenze sowohl oben als auch unten stattfinden kann. Wahrscheinlich hat auch die von Philipp erwähnte Leere mit der veränderten Grenzwahrnehmung zu tun. Der Neurowissenschaftler Vollenweider, der mit Halluzinogenen forscht, erklärt, wie das Innen zum Außen wird, folgendermaßen:

> Mit bildgebenden Verfahren konnte gezeigt werden, dass während der Wirkung von Psilocybin (ein ähnliches Halluzinogen wie LSD, jedoch mit einer weniger starken Wirkung) Hirnareale, die normalerweise nicht zusammenarbeiten, sich miteinander verbinden und andere ihre Interaktion lockern.

> Dabei wird ein komplexes Netzwerk weniger aktiviert, das für das Erleben des Selbst und für die Abgrenzung gegenüber der Umwelt zuständig ist (Schmid 2020). Diese Hirnregionen, die sogenannten »cortical-midline structures«, werden durch das Psilocybin oder LSD über den Serotonin-5HT2A-Rezeptor beeinflusst (Schneider et al. 2008; Northoff et al. 2006). (Preller et al. 2017; Übs. d. A.)

Philipp wird während der LSD-Reise mit seiner Grundangst konfrontiert. Hofmann erwähnt in seinem Selbsterfahrungsbericht eine furchtbare Angst, wahnsinnig geworden zu sein (Hofmann 1979). Der Forscher Liechti, der auf der Abteilung Klinische Pharmakologie und Toxikologie des Universitätsspitals Basel mit Halluzinogenen wie LSD und Psilocybin arbeitet, sieht regelmäßig mittelgradige Angstreaktionen. Um einen »Horrortrip« zu vermeiden, wird eine sorgfältige Abklärung der Risikofaktoren durchgeführt und die Dosis präzise verabreicht. Trotz dieser immer wieder auftretenden Ängsten erhoffen Forscher – gerade bei persistierenden Angststörungen und bei Depressionen – von den Psychedelika eine heilende Wirkung (Kuypers 2020; Inserra et al. 2021). Einige Wissenschaftler glauben, dass Menschen Depressionen durch einen pathologischen Verlust von Neuronenverbindungen entwickeln, vor allem im präfrontalen Kortex (Albert 2019; Ly et al. 2018) und dass Psychoplastogene (Stoffe, die die Neuroplastizität fördern, und darunter sollen auch Psychedelika fallen) diese Schaltkreise reparieren oder wieder ins Gleichgewicht bringen können (Ly et al. 2018).

In der dreidimensionalen Grenzarbeit unterscheiden wir zwei Formen, wie wir mit dem Aufmerksamkeitsstandort die Innenwelt verlassen können (Sohst et al. 2022; Blaser 2014). Zum einen geschieht dies auf der horizontalen Ebene, indem wir durch das Tor mental nach außen gehen und in einen kognitiven Modus gelangen, in welchem wir keine leibliche Verbindung zu den Gefühlen, Bildern und Erfahrungen herstellen können (Blaser 2012, 2020). In diesem »disconnected« Zustand, hier nicht im pathologischen Sinne gebraucht, sind wir im Denk- und Tunmodus, in welchem wir u. a. analysieren, reflektieren, kalkulieren, werten, zuordnen und planen. Es ist die Welt der Zukunft und der Vergangenheit, die Welt der Zahlen, der Wirtschaft und des Digitalisierens.

Das vertikale mentale Aufsteigen hingegen, die zweite Form des Innenraum-Verlassens, führt zu mystischen Erfahrungen, die mit Halluzinogenen initiiert werden können. Griffith und Mitarbeiter konnten anhand von Fragebögen nach Substanzgebrauch einen Unterschied zwischen Amphetaminen (die der Gruppe der Stimulantia zugeordnet werden) und Psilocybin feststellen (Griffith et al. 2006). Im dreidimensionalen räumlichen Modell haben Substanzen wie Amphetamine, Kaffee, Alkohol und Handlungen wie Gamen eine dopaminfördernde Wirkung auf die horizontale Ebene (Blaser 2020; Lembke 2022). So zeigten Griffith et al., dass Phenylphenidat, ein Amphetamin, im Vergleich zum halluzinogen Psilocybin weniger mystische Erfahrungen auslöst. Die Autoren erwähnen einen Unterschied bei den Friedensgefühlen, der Grenzenlosigkeit (oceanic boundlessness), intuitivem Wissen, der zeitlichen und räumlichen

Transzendenz, den sakralen Gefühlen und die Unbeschreiblichkeit (Griffith et al. 2006).

Auch wir haben einen Unterschied zwischen dem Verlassen des Innenraums auf der horizontalen Ebene und der vertikalen Ebene festgestellt (Sohst et al. 2022). Für die psychiatrische und psychotherapeutische Arbeit können diese Einsichten und das Unterscheiden der zwei Formen die Innenwelt verlassen zu können, von wesentlicher Bedeutung sein.

Schauen wir nochmals auf die von Philipp erwähnten Nebenwirkungen, dann fallen bei ihm vor allem die Nachwirkung der verminderten Selbstregulation, die kleinere Innenwelt, die persistierenden Ängste und die Bedeutsamkeit der richtigen Dosierung auf. Die größte Gefahr der psychoaktiven Substanzen wird jedoch durch das Suchtpotenzial verursacht. Drogenkonsum hat unendlich viel Leid hervorgebracht und manches Leben zerstört. Daher sollten pharmakologische Substanzen ohne präzise Dosierung, Qualitätsnachweis und ohne eine weise, individuelle, eventuell auch therapeutische Begleitung abgelehnt werden – auch, um unsaubere Geschäfte zu vermeiden.

Vier Fragen

- Haben Sie auch schon Mal bei übermäßigem Zucker- oder Schokolade-Essen eine mentale Aufwärtsbewegung bemerkt?
- Haben Sie selbst schon einmal halluzinogene Substanzen konsumiert oder kennen Sie jemanden der Psychedelika konsumiert?
- Was spielte bei Ihnen oder bei dieser Person eine Rolle?
  - Neugier?
  - Gruppendynamik?
  - Ein unbewusster Wunsch, mental aufzusteigen?
  - Psychische Not?
  - Den Wunsch nach transzendenten Erfahrungen?
- Haben Sie auch ohne Substanzkonsum schon einmal farbige, bewegende, geometrische Formen wahrgenommen, zum Beispiel bei hohem Fieber, extremer Müdigkeit oder exzessivem Tanzen?

Drei Anregungen für die spirituelle Arbeit

- Die Drogenanamnese, bei welcher aufgezählt wird, in welchem Alter welche Substanz wie und wie oft konsumiert wurde, ist unvollständig, wenn nicht präzise nach den gemachten, eventuell transzendenten Erfahrungen nachgefragt wird. Welche mentalen Bewusstseinszustände wurden erlebt, welche waren prägend? Können die Erlebnisse beschrieben werden?

- Was hat die Person daraus gelernt? Hat sie ihr Leben dadurch neu ausgerichtet und wie hat sich das gezeigt? Gibt es etwas, das bereut wird? Und warum?
- Gibt es den Wunsch, den Substanzgebrauch aus spiritueller Sicht genauer anzuschauen?

8 Grace

K: Können Sie jetzt Ihre psychische Grenze mit den Hölzchen darstellen? Sie müssen keine Details wiedergeben. Wichtig ist, dass das erstellte Bild für Sie stimmig ist und Sie sagen können: Ja, so sieht die Umzäunung meiner Innenwelt jetzt schematisch aus. Anschließend werden wir uns der vertikalen Dimension zuwenden. Ist das für Sie in Ordnung so?

G: Ja.

K: Dann dürfen Sie eine Holzfigur für sich auswählen.

G: Keine Kieselsteine oder so etwas?

K: Nein.

G steht auf und holt eine Figur und mehrere Hölzchen. Sie stellt mit den Hölzchen ihre Grenze dar (→ Abb. 8-1).

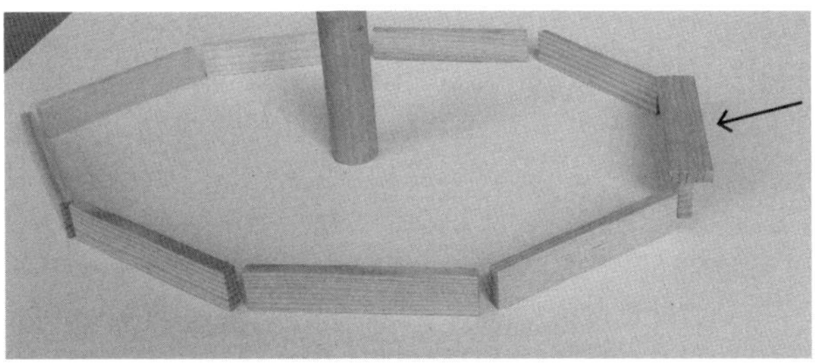

Abb. 8-1

G: Es ist schon lange her, dass ich meine eigene Grenze visualisiert habe.

K: Wie lange ist es her?

G: Etwa ein Jahr.

K: Sieht es wie das Bild von damals aus, oder ist es heute anders?

G: Der Raum wurde etwas kleiner im Vergleich zum letzten Mal, aber damals habe ich ihn eher zu groß dargestellt. Der Innenraum ist jetzt größer als beim allerersten Mal, als ich meine Grenzen mit den Hölzchen visualisiert habe. Ich getraue mich jetzt, mehr Platz einzunehmen. Die Größe passt.

K: Fällt Ihnen sonst noch etwas auf im Vergleich zum letzten Jahr?

G: Der Raum war damals rund und es gab wie jetzt auch kleine Zwischenräume zwischen den Hölzchen. Das gefällt mir. Außerdem war die Grenze nicht zu hoch. Die Abgrenzung muss auch nicht sehr stark sein.

K: Das Hölzchen dort drüben, das auf einem anderen Hölzchen liegt, hat das eine Bedeutung?

G: Das zeigt mein Tor an. Ich kann das Tor selbst öffnen und schließen (→Pfeil in Abb 8-1).

K: Wie geht es Ihnen, wenn Sie sich vorstellen, Sie wären das Holzfigürchen und ständen dort?

G: Das fühlt sich gut an, ich habe seit dem letzten Mal wichtige Schritte gemacht. Eine neue Phase wurde eingeleitet. Ich fühle mich jetzt bereit, stark zu sein. Es ist noch neu und ich freue mich darüber.

K: Als Sie die Hölzchen geholt haben, fragten Sie, ob Sie ein paar Steine holen dürften.

G: Das ist mir gerade eingefallen, weil ich sie liegen sah.

K: Möchten Sie ein Steinchen in Ihren Innenraum legen?

G: Nein.

K: So wie es jetzt ist, ist es in Ordnung?

G: Ja.

K: Spüren Sie mit der Holzfigur einen Bewegungsimpuls?

G: Ja, ich möchte das Tor ein wenig öffnen.

G öffnet das Tor (→Abb. 8-2).

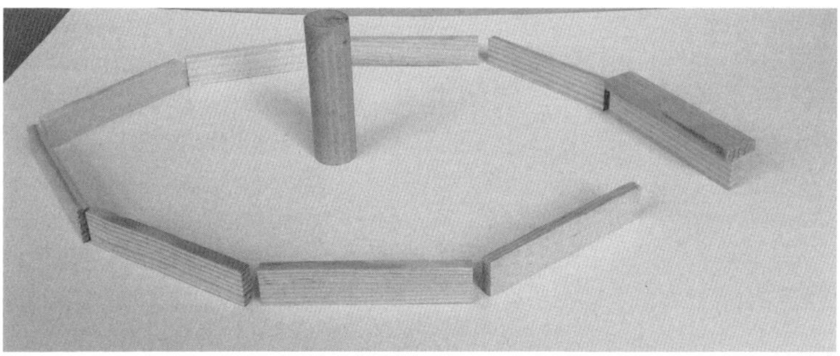

Abb. 8-2

K: Wie ist das jetzt?

G: Bizarr.

K: Bizarr?

G beginnt zu weinen.

G: Es sieht aus, als ob durch das geöffnete Tor ein Luftstrom eintritt. Dass eine so kleine Bewegung eine solche Wirkung haben kann.

K: Da ist ein Gefühl der Überraschung und gleichzeitig eines der Traurigkeit, stimmt das?

G: Es fühlt sich an, als ob eine Energie in meine Richtung kommt.

K: Was hat das mit der Trauer zu tun? Es könnte auch eine schöne Energie sein, nicht wahr?

G: Ich weiß es nicht, ich werde sehr traurig.

K: Verstehen Sie, warum Sie das traurig macht?

G: Vielleicht, weil ich mich zuerst eingesperrt fühlte und jetzt eine Freiheit da ist.

K: Als ich Sie fragte, wie es Ihnen geht und das Tor noch geschlossen war, haben Sie das Gefühl, eingesperrt zu sein, nicht erwähnt.

G: Ja, das ist wahr. Vielleicht habe ich jetzt die Gewissheit, einen nächsten Schritt machen zu können. Möglicherweise macht mich das traurig, als ob ich jetzt akzeptieren muss, dass ich diesen Schritt bisher nie machen konnte. Mir ist klar, dass ich in meiner Jugend einiges nicht bekommen habe, was ich gebraucht hätte. Jetzt habe ich es gefunden und bin zufrieden damit.

K: Können Sie hier mit Ihrer Figur einen Schritt vorwärts machen?

G: Ein Schritt nach außen?

K: Ja.

G bewegt ihre Figur zum Tor.

K: Wie ist das?

G: Ich fühle mich ein wenig verloren. Ich möchte wieder zurückgehen.

K: Sie möchten wieder in Ihre Innenwelt zurückgehen?

G: Ja.

G setzt ihre Holzfigur wieder in ihren Raum.

G: Ich habe das Gefühl, dass mein Innenraum mit mir gehen sollte, wenn ich mich bewege.

K: Dann müssen Sie gar nicht hinausgehen?

G: Nein, ich habe in letzter Zeit meine Grenzen sehr gut gespürt und ich zeige sie jetzt auch klar. Vielleicht übertreibe ich manchmal sogar ein wenig.

K: Sie wollen das Tor offenlassen?

G schließt ihr Tor wieder und bringt ihre Figur zurück in die Mitte ihres Raumes. Nach einer kleinen Pause:

K: Was glauben Sie, was wir heute tun werden?

G: Ich dachte, die vertikale Dimension hat etwas mit »Bodenhaftung« und Kopflastigkeit zu tun.

K: Wir haben hier auf dem Tisch eine Art Erdgeschoss, darüber so etwas wie eine höhere Sphäre und darunter eine unterirdische Welt. Die Vorstellung ist, dass wir heute diese beiden Räume erforschen. Aber vielleicht haben Sie das in der Vergangenheit selbst schon getan?

G: Nachdem ich mich angemeldet hatte, fiel mir ein, dass ich als Kind öfters einen

Traum hatte. Im Bett liegend wurde ich durch eine unsichtbare Macht hinaufgetragen. Von weit oben sah alles plötzlich sehr klein aus. Ich bewegte mich anschließend sehr schnell zwischen diesen beiden Orten hin und her.

K: Sie waren wach?

G: Ja, ich war wach. Es war nicht beängstigend. Ich war immer sehr neugierig. Was ist das, was geschieht da?

K: Wie alt waren Sie damals?

G: Vier, fünf, sechs Jahre alt.

K: Als Sie weggingen und alles kleiner wurde, sahen Sie sich selbst im Bett liegen?

G: Es war ein leerer Raum, nur ein Felsbrocken, ein Klumpen aus Lehm oder Teig war im Zimmer. Er lag dort und ich kam sehr nahe heran, dann war ich wieder weit von diesem Felsbrocken entfernt. Ich hatte das Gefühl, aus meinem Körper herausgeschleudert zu werden.

K: Sind Sie aus Ihrem Körper herausgegangen oder haben Sie sich mit Ihrem Körper hin und her bewegt?

G: Mit meinem Körper. Als ob ich beim Start in einem Flugzeug nach hinten gedrückt wurde. Daran habe ich sofort gedacht, als ich von dem vertikalen Raum hörte.

K: Ich verstehe es noch nicht ganz. War der Teig, der Felsbrocken etwas in Ihrem Zimmer oder war das Ihr Körper?

G: Ich sah mehr das Universum, einen sehr großen Raum, in dem dieser Stein lag, grau gefärbt. Ich kam diesem Stein sehr nahe, der deshalb sehr groß wurde, oder ich distanzierte mich von ihm und er wurde sehr klein. Ich dachte: Was ist das?, Was passiert hier?, Warum habe ich diesen Traum?.

K: Traum?

G: Ich war immer im Bett, als ich das erlebt habe.

K: Kurz vor dem Einschlafen?

G: Ich denke schon. Ich fühlte mich in diesem Moment wahrscheinlich nicht glücklich, nicht sicher.

K: Geschah es auch beim Aufwachten?

G: Nein, nur als ich mich schlafen legte.

K: Und dann sind Sie eingeschlafen?

G: Ja.

K: Wenn Sie Ihre Innenwelt hier so sehen, sehen Sie diesen Stein irgendwo? Ist er größer als Ihr Innenraum?

G: Es fällt mir schwer, das zu sagen.

K: Größer als Ihr Kinderzimmer damals?

G: Wie ein großes Auto.

K: Ein Lastwagen?

G: Ich finde es schwierig, diese Frage zu beantworten, weil ich mich immer sehr schnell hin und her bewegte. Ich habe ihm nie eine einzige Größe zugeordnet.

K: Haben Sie das als Erwachsener auch erlebt?

G: Ab und zu, und dann erinnerte ich mich, dass ich das als Kind oft erlebt habe. Nicht in den letzten 10–15 Jahren. Ich konnte es nie ganz einordnen.

K: Hier, in Ihrem Bild des inneren Gartens, können Sie es hier visualisieren? Sehen Sie einen Gegenstand im Zimmer, der diesen Stein von damals symbolisieren könnte?

G schaut sich um.

G: Vielleicht einer der Steine auf dem Fenstersims.
K: Wollen Sie das versuchen?

G holt einen weißen Stein, der auf der Innenseite ein Loch mit vielen kleinen weißen Kristallen hat (→ Abb. 8-3).

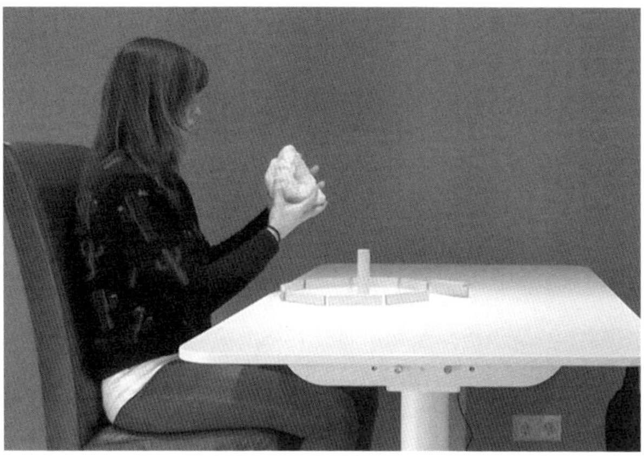

Abb. 8-3

G legt den Stein so hin, dass sie den Hohlraum von ihrem Sitzplatz aus nicht sehen kann. Sie legt den Stein hinter ihren Innenraum (→ Abb. 8-4).

G: Die runde weiche Seite sowie die Farbe erinnert mich an diesen Stein.
K: Wenn Sie mit Ihrer Figur davorstehen, könnte auch die Größe stimmen?
G: Ja.
K: Der Stein ist außerhalb Ihres Gartens. Schauen Sie ihn mit Ihrer Holzfigur an?

G dreht die Figur so, dass sie auf den Stein schaut.
G kommen die Tränen.

K: Was geschieht jetzt?
G: Ich weiß es nicht. Dass ich mich erst jetzt getraue, den Stein zu betrachten.
K: Was meinen Sie damit?
G: Ich glaube, da ist etwas.

G trocknet ihre Tränen mit einem Taschentuch.

K: Wie können Sie es jetzt betrachten?

G: Ich weiß es nicht. Etwas ist geschehen, als ich die Figur umdrehte. Es hat mich berührt, aber ich weiß nicht, warum.

K: Möchten Sie die Figur bewegen, vielleicht näher an den Stein heranbringen oder sich von ihm entfernen?

G stellt ihre Figur näher an den Stein und sagt weinend:

G: Ich denke an hundert Dinge.

K: An was denken Sie?

G: Es fällt mir schwer, etwas zu empfinden. Ich denke, es bedeutet, dass ich nicht in meinem Innenraum sein will, damit ich keine Gefühle haben muss. Schnell in meinem Raum sein, um anschließend gleich wieder hinausgehen zu können. Ich empfinde kurz etwas und gehe dann wieder in den Kopf.

K: Was bedeutet es, hinein- und hinauszugehen, dass Sie immer wieder nach oben gehen?

G: Ja, so fühlt es sich an.

K: Möchten Sie mal versuchen, den Stein und Ihren Innenraum mit Ihrer Holzfigur von oben herab zu betrachten? Ganz langsam, nicht so schnell wie damals?

G nimmt ihre Figur und bewegt sie langsam aufwärts.

G: Wenn ich es langsam angehe, habe ich die Kontrolle. Wenn es schnell geht, kann ich mich an nichts mehr festhalten.

K: Was sehen Sie aus dieser Höhe?

G: Kein Stein mit Kalk, nur ein Stein.

K: Sie haben sich über etwas Sorgen gemacht, das vielleicht gar nicht so wichtig oder bedrohlich ist?

G: Ja.

K: Spüren Sie einen Impuls, wollen Sie wieder nach unten oder sogar noch höher gehen?

G bewegt ihre Figur ein wenig nach oben (→ Abb. 8-5).

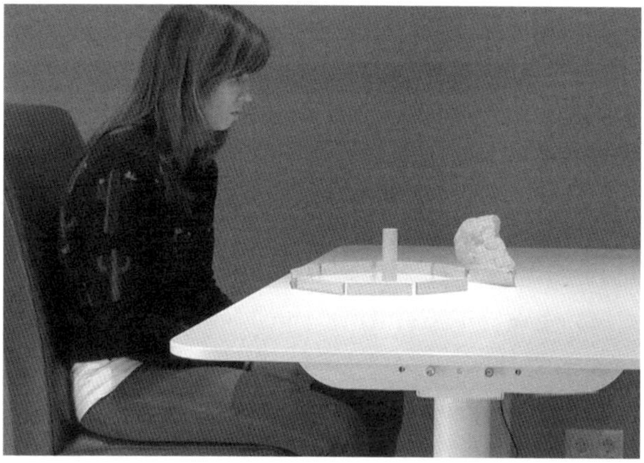

Abb. 8-4

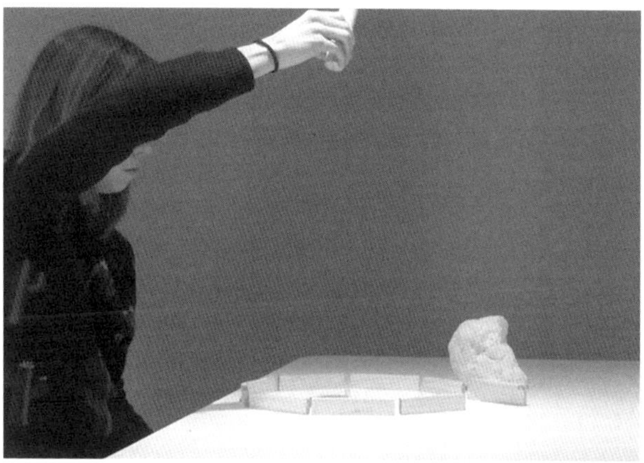

Abb. 8-5

K: Wenn Sie jetzt da oben sind und nicht auf den Stein schauen, sondern um sich herum, was sehen Sie dann?

G: Ein leerer Raum.

K: Wie sieht dieser Raum aus?

G: Ich denke an eine Schlucht, in der ich am Tauchen war und in eine »Panik« geriet. Die Person, mit der ich zusammen war, war weit weg. Ich konnte sie nicht erreichen. Ich habe hyperventiliert. Ich dachte, in einer Tiefe von 30 Metern muss ich das Hyperventilieren sofort beenden. Atme normal, sagte ich mir, atme ganz normal, sonst wird es gefährlich. Dann ging es mir wieder besser und ich war stolz auf mich, dass ich es alleine geschafft hatte.

K: Und jetzt?

G: Es fühlt sich hier gut an.

K: Dieser Raum, den Sie jetzt sehen, können Sie ihn noch einmal beschreiben?
G: Ein Raum unter Wasser, blau mit Lichtschattierungen, ich sehe den Boden auf dem Grund.
K: Ihre Innenwelt, sehen Sie die auch da unten?
G: Ich sehe jetzt auch meinen Innenraum.
K: Und vorher, als Sie den Stein sahen, haben Sie da auch Ihre Innenwelt wahrgenommen?
G: Nein.
K: Wie ist das jetzt, wenn Sie Ihren Raum sehen? Können Sie auch sehen, dass der Stein außerhalb liegt?
G: Ja.
K: Wie ist das?
G: Als ob der Stein nicht mir gehören würde. Auch hier bin ich stolz auf meine Innenwelt. Ich sehe auch die Gärten anderer Menschen.
K: Sehen auf dieser Höhe, auf der Sie sich jetzt aufhalten, auch andere Menschen?
G: Ich denke schon.

G beginnt zu weinen.

K: Wer ist da?
G: Ich glaube, meine Mutter.
K: Ihre Mutter?
G: Sie starb, als ich drei Jahre alt war.
K: Sie sehen Sie jetzt?

G nickt.

K: Vielleicht wollten Sie als Kind schon immer zu Ihrer Mutter gehen?

G schluchzt.

K: Ist das möglich?
G: Vielleicht.
K: Vielleicht ging es gar nicht um diesen Stein, sondern um Ihre Mutter?
G: Ja, vielleicht war es so.
K: Wie ist das, Ihre Mutter jetzt zu sehen?
G: Ungewöhnlich, schön.
K: Sie haben sie noch nie auf dieser Höhe gesehen?
G: Nein.
K: Wie ist es für Ihre Mutter, sie zu sehen?
G: Sie freut sich.
K: Wollen Sie ihr etwas sagen? Nur wenn Sie wollen.
G: Ja, ich habe eine Frage an sie, ob sie stolz ist auf mich?

K: Stellen Sie sich vor, Ihre Mutter sieht von dort oben auch Ihre Innenwelt, was denkt sie dann?

G: Das macht sie glücklich.

K: Und stolz?

G: Ja. Ich glaube, sie fühlt sich machtlos, weil sie nichts tun kann. Sie hofft, dass es mir gutgeht.

K: Möchten Sie ihr sagen, dass es Ihnen gutgeht?

G: Das habe ich ihr bereits gesagt.

K: Ich weiß nicht, ob das möglich ist, können Sie von dort oben zusammen mit Ihrer Mutter den Stein anschauen?

G: Ja, dann fühlt sich der Stein wie eine Trauer an, wie eine Ohnmacht, wie ein Klumpen, gegen den niemand was tun kann.

K: Vielleicht hat dieser Stein Sie immer wieder nach unten geholt. Ist es gut, dass er das gemacht hat? Vielleicht wären Sie ohne ihn auch oben geblieben, hat er Sie daran gehindert, länger bei Ihrer Mutter zu bleiben?

G: Ich denke ja.

K: Wenn Sie Ihre Mutter besuchen wollen, können Sie das jetzt?

G: Je mehr ich mit meiner persönlichen Entwicklung beschäftigt bin, desto unwichtiger wird dieser Stein. Ich brauche ihn nicht mehr wie damals, als ich klein war. Ein Therapeut sagte mal zu mir: »Du kannst dir und deiner Mutter mehr Anerkennung geben, sie hat dich geboren.«

K: Aber das bedeutete nicht, dass Sie sie öfters besuchen wollten?

G: Mehr, um sicher zu sein, dass sie da ist.

K: Wussten Sie damals auch schon, dass Ihre Mutter oben auf dieser Höhe zu finden ist?

G: Ja, das wusste ich. Als ich in der Schule einmal einen Brief für meine Eltern bekam, bekam ich einen Kloß im Hals. Ich dachte: »Ich habe keine Eltern, nur einen Vater.« Dennoch gab es Zeiten, in denen ich mit ihr sprach, zum Beispiel, als ich mein Diplom erhalten habe.

K: Aber dann sprachen Sie von unten aus mit ihr?

G: Ja, nicht von oben. Ich schaute aufwärts, als ich mit ihr sprach.

K: Sie sehen Ihre Mutter, Sie sehen den Raum um sie herum, wie sieht dieser Raum jetzt aus?

G: Wie Wolken, Himmel, wie beim Tauchen.

K: Ich weiß nicht viel über Tauchen, aber ist das auch eine vertikale Bewegung von oben nach unten?

G: Ja, ich bin mir dessen bewusst, dass es genau das Gegenteil dessen ist, was ich jetzt mache.

K: Was könnten Sie, von da oben aus gesehen, mit dem Stein machen?

G: Ich habe jetzt das Gefühl, dass der Stein eher ein Mittel zum Zweck war.

K: Ein Mittel wofür, wie würden Sie es ausdrücken?

G: Ein Mittel, um meiner Mutter näher zu sein. Ich habe diese Auf- und Abbewegung oft gemacht, als ich mich nicht so gut fühlte, wenn ich traurig war.

K: Verspüren Sie jetzt den Wunsch nach einer Bewegung?

G geht mit ihrer Figur hinunter. Als sie auf halbem Weg ist, unterbricht K sie.

K: Wenn Sie jetzt auf dieser Höhe einen Stopp einlegen, wie ist das?
G: Das ist in Ordnung, ich kann nach oben und nach unten schauen.
K: Wenn Sie nach oben schauen, was sehen Sie dann?
G: Meine Mutter winkt mir zu.

G geht mit ihrer Figur weiter nach unten und weint.

K: Wie ist es, jetzt wieder unten zu sein?
G: Es war schön da oben. Hier unten muss ich meine Füße gut hinstellen und meine Grenze wahren.
K: Wie ist das, wenn Sie jetzt das offene Tor sehen?
G: Das ist in Ordnung.
K: Was ist, wenn Sie den Stein sehen?
G: Er ist jetzt ein Teil der Natur. Er stört mich nicht mehr. Es fühlt sich schützend an, ich kann mich dagegen anlehnen, wenn ich will.
K: Wenn Sie jetzt auf dem Boden stehen, können Sie Ihre Mutter noch sehen?
G: Sie ist etwas weiter weg, aber ich kann sie sehen. Es ist, als würde sie über einer Wolke schweben und nach unten schauen.
K: Wie ist es, zu wissen, wenn Sie unten sind, dass Sie jederzeit zu ihr zurückkehren können?
G: Es ist, als ob die Scham weg wäre, es ganz normal ist.
K: Sie haben sich in der Vergangenheit nicht getraut, über das schnelle Auf und Ab zu sprechen?
G: Ich glaube, ich habe es nie jemandem erzählt. Nein, ich habe es einer Person gesagt, weil das Aufsteigen einmal im Coaching passiert ist. Dann habe ich darüber gesprochen.
K: Dann ging es in dem Gespräch um Ihre Mutter, erinnern Sie sich daran?
G: Ja, es ging um meine Mutter. Es war dieser Coach, der sagte, ich könne mich und meine Mutter anerkennen.
K: Haben Sie Brüder und Schwestern?
G: Ja, viele. Von meiner leiblichen Mutter habe ich einen Bruder und eine Schwester, die beide älter sind, und noch eine jüngere Halbschwester väterlicherseits. Zudem habe ich noch einen älteren Stiefbruder und eine ältere Stiefschwester.
K: Wenn Sie den Tisch hier jetzt sehen, ist der innere Garten Ihres leiblichen Bruders oder Ihrer Schwester in der Nähe?
G: Mein Bruder ist rechts von mir, auf der rechten Seite meiner Innenwelt, und meine Schwester etwas weiter hinten auf der linken Seite.

G zeigt mit der Hand an, wo ihre Schwester ist.

G: Mein Bruder ist der Älteste, er ist sechs Jahre älter, meine Schwester ist vier Jahre älter. Ich habe ein besseres Verhältnis zu meinem Bruder, schon als Kind fühlte ich mich wohl mit ihm. Meine Schwester und ich stehen mit dem Stein auf einer Linie.

Bei G kommen die Tränen.

K: Ihre Schwester sieht den Stein auch?

G: Ich frage mich, ob sie mich sieht. Sehr oft fühle ich mich von ihr nicht verstanden. Ich fühle mich nicht von ihr gesehen. Sie kann mich gar nicht sehen, wie ich jetzt feststelle, weil der Stein dazwischensteht. Sie sieht auch diesen Stein.

K: Hat dieser Stein für Ihre Schwester auch etwas mit Ihrer Mutter zu tun?

G: Ja, das tut er. Mein Bruder sieht den Stein auch, aber er ist weiter weg. Er zeigt es auch weniger.

K: Sie sagten zu Beginn, dass Sie es zunehmend besser schaffen, Ihren Innenraum als Ganzheit zu bewegen. Jetzt könnten Sie dasselbe in Bezug auf Ihre Schwester ausprobieren. Sie könnten sich mit Ihrem ganzen Garten ein wenig bewegen, sodass Sie Ihre Schwester sehen können. Dann wird dieser Stein nicht mehr zwischen Ihnen stehen.

G: Ich sehe mich selbst das noch nicht tun, aber ich sehe die Bewegung. Ich sehe auch, dass ich nicht in einer Opferrolle bin, und sage, dass dieser Stein uns daran hindert, uns gegenseitig wahrzunehmen.

K: Wie geht es Ihnen jetzt?

G: Gut, mir wird klar, dass diese Situation, dieses Bild eine Bedeutung hat.

K: Vielleicht hat Ihnen der Stein auch geholfen, zurück auf die Erde zu kommen. Das Leben spielt sich hier unten ab. Waren Sie als Kind schon einmal schwer krank?

G: Nein, nie ernsthaft. Im letzten Jahr ist mir bewusst geworden, dass ich mich sehr schnell von mir entferne, das ist eine ähnliche Bewegung.

K: Möchten Sie noch etwas sagen, etwas ergänzen?

G: Nein, Es ist gut so.

Nach einem Schweigen:

K: Sie haben das Tauchen angesprochen, dann gehen Sie nach unten.

G: Ja, ich möchte jetzt auch nach unten gehen.

K: Gibt es in Ihrem inneren Garten ein Wasser, einen Teich oder etwas anderes?

G: Ja, ich hatte einen Teich in meinem Garten mit einer japanischen Brücke darüber.

K: Ist das etwas für Taucher?

G: Nein, ich glaube, er ist zu klein.

K: Wenn Sie tauchen gehen, gehen Sie dann in die Unterwelt, oder wo sind Sie dann?

G: Ich bin dann unter der Oberfläche, aber nicht unter der Erde, die befindet sich unter dem Meeresboden. Es ist ein großer Raum, in dem man sich an nichts festhalten kann.

K: Wenn wir jetzt die Unterwelt, also den Boden unter Ihrem Innenraum, erforschen wollen, dann ist Tauchen etwas anderes.
G: Ja, wenn ich tauche, kann ich mich auch nach oben bewegen und auf den Boden schauen.
K: Es geht also um zwei verschiedene Dinge?
G: Ja, ich glaube schon.
K: Können Sie jetzt unter die Erde gehen und haben Sie das jemals getan?
G: Nicht wirklich. Ich habe die Vorstellung, dass es dort dunkel und kalt ist, dass es Tunnel gibt und nur wenig Platz, um sich bewegen zu können.
K: Vielleicht sieht es anders aus?
G: Ja, das kann sein.
K: Möchten Sie es versuchen?
G: Ja.
K: Wie könnten Sie hinuntergehen?
G: Ich sehe eine Wendeltreppe in meinem Garten.

G gibt an, wo sich die Wendeltreppe befindet (→ Abb. 8-6).

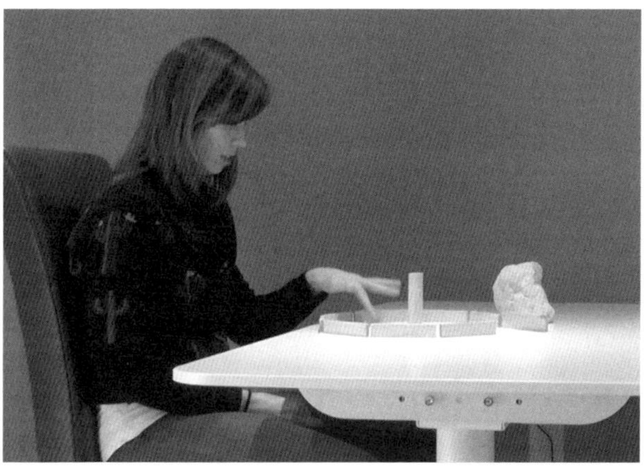

Abb. 8-6

G geht mit ihrer Figur unter den Tisch.

K: Wie viele Meter sind Sie jetzt unter der Erde?
G: Etwa sechs Meter (→ Abb. 8-7).

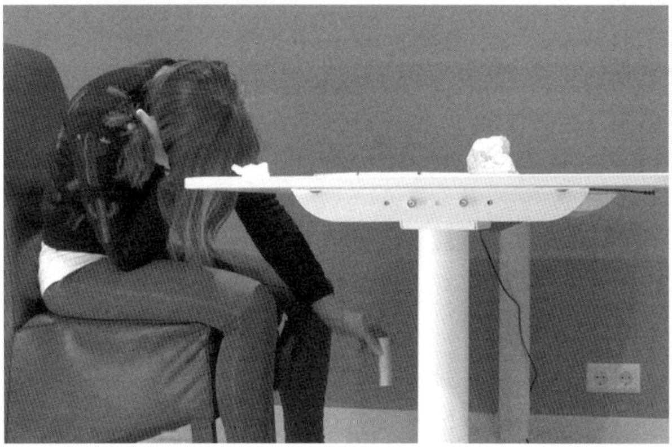

Abb. 8-7

G: Es erinnert mich an die Höhlen in Limburg, die Wendeltreppe, die Kälte, die Klammheit, die Dunkelheit, die Feuchtigkeit. Ich sehe auch die Wurzeln eines Baumes.
K: Dieser Baum steht in Ihrem Garten?
G: Ja.
K: Wie ist es die Wurzeln dieses Baumes zu sehen?
G: Schön, dass diese Wurzeln bereits in sechs Metern Tiefe liegen. Der Baum ist sehr robust, stabil, kraftvoll, hat viel Wissen.
K: Was meinen Sie mit Wissen?
G: Die Wurzeln haben schon viel durchgemacht, haben viel Erfahrung gesammelt.
K: Sie wissen viel über das Leben?
G: Ja.
K: Das Wissen ist dort in der Tiefe?
G: Ja.
K: Haben Sie Zugang zu diesem Wissen?
G: Das ist mein Wissen. Das fühlt sich an wie mein Wissen, das ich oben nicht zeige, das aber in mir steckt.
K: Ein tiefes Wissen über das Leben?
G: Ja.
K: Gefällt Ihnen das?
G: Ja.
K: Wussten Sie, dass dieses Wissen unter Ihrem Garten vorhanden ist?
G: Nein, eigentlich nicht.
K: Ist das eine Überraschung?
G: Ja, ein Staunen, und gleichzeitig weiß ich es eigentlich doch.
K: Sie sagten gerade, dass Sie noch nie unten waren, oder waren Sie doch schon unten?
G: So wie ich es jetzt sehe, wusste ich das alles noch nicht.
K: Hat es sich gelohnt, in die Tiefe zu gehen, in die Kälte?
G: Ja.
K: Was sehen oder hören Sie unten?

G: Ein Echo, es hallt, ich sehe ein Licht, Algen und mehrere Korridore, in denen es sehr dunkel ist.
K: Wer hat diese Korridore gebaut?
G: Ich habe sie nicht hergestellt, vielleicht meine Großeltern, meine Mutter und mein Vater.
K: Diese Korridore sind schon alt?
G: Und dass ihr Leben dort aufgehört hat.
K: Was meinen Sie damit?
G: Dass eine Generation nicht weiterkommt und die nächste Generation weitermacht.
K: Sind Sie jetzt an der Reihe weiterzumachen?
G: Vielleicht, jetzt wo ich merke, dass es nicht beängstigend ist.
K: Bedeutet das, dass Ihre Großeltern Zugang zu diesem Wissen hatten?
G: Ja, ich glaube, ich habe dieses Wissen von ihnen bekommen. Als vor ein paar Jahren die Schwester meiner Mutter sagte, dass mein Vater so verschlossen ist, kam mir etwas in den Sinn: Er muss eine sehr schwere Zeit gehabt haben. Meine Tante sagte: »You have to heal yourself.« Sie kommt aus Irland und ist eine Nonne, die in einem Kinderheim in Afrika arbeitet. Ich dachte, wie weise sie ist. Sie sagte auch, dass ich meinem Vater nicht helfen kann.
K: Wann haben Sie sie besucht?
G: Vor fünf, sechs Jahren. Mich selbst heilen, das ist es, was ich jetzt tue. In der Familie meiner Mutter gibt es eine Menge an Lebenswissen.
K: Können Sie dieses Lebenswissen mit nach oben nehmen?
G: Ja, das kann ich.
K: Wie können Sie das tun?
G: Meine Taschen füllen.
K: Womit? Wie können Sie das mit nach oben nehmen?
G: Vielleicht wie Edelsteine, die ausgegraben worden sind. Ich will die Wurzeln der Bäume in Ruhe lassen.
K: Möchten Sie jetzt kleine und große schöne Steine nach oben bringen?
G: Ja.

G geht langsam mit ihrer Figur nach oben und stellt sie wieder in ihren Garten.

G: Es war ein ziemlich schwerer Sack, schwerer als ich dachte.
K: Wie ist das, wenn diese wertvollen Steine oben in Ihrer Innenwelt sind?
G: Ich glaube, ich habe zu viele mitgenommen.

G beginnt zu weinen.

G: Steine, die nicht mir gehören.
K: Was meinen Sie damit?
G: Als ob etwas in der Tasche war, das meiner Meinung nach nicht hierher gehört.
K: Sie haben das Falsche nach oben gebracht? Möchten Sie es wieder hinunterbringen?

G nickt und geht mit ihrer Figur wieder unter den Tisch und kommt dann mit der Figur in ihren Innenraum zurück.

G: Ich weiß nicht, ob es nicht meins ist oder ob es noch zu früh ist, es zu holen.
K: Ist es in Ordnung, dass es wieder unten ist?
G: Ja, den Rest habe ich jetzt ausgestellt, es ist schön, die Steine zu sehen.
K: Sie sehen, dass es Lebensweisheit ist?
G: Ja, Qualitäten, die ich auch zeigen möchte. Jetzt darf es sichtbar werden. Es ist gut zu wissen, dass ich für mich sorgen darf.
K: Wie geht es Ihnen jetzt, wenn Sie alles so sehen?
G: Der Garten wird immer schöner und schöner.
K: Wie ist es zu wissen, dass Sie jederzeit wieder die Treppe hinuntergehen können?
G: Oh, ich weiß nicht, ob ich das so bald wieder tun werde, aber vielleicht auch schon. Vielleicht auch, weil ich weiß, dass es dort wertvolle Dinge gibt. Es ist auch ein Anerkennen meines Gartens, die Wendeltreppe darf jetzt auch da sein. Nichts sollte darüber wachsen, nicht wie der Busch, der über den Grabstein meiner Stiefmutter wächst.
K: Ich habe eine Idee, wenn ich das sagen darf.

G muss lachen.

G: Jetzt bin ich natürlich sehr neugierig.
K: Soll ich es sagen?
G: Ja, natürlich.
K: Ich mache einen Vorschlag, aber Sie müssen nicht darauf eingehen. Sie sagten, Sie könnten Ihren Garten verschieben. Ich schlage vor, dass Sie Ihren Garten auf die andere Seite des Steines verlegen.
G: Ja, das ist gut.

G schließt zuerst das Tor.

K: Sie wissen, warum ich das vorschlage?
G: Ja, um in die Richtung meiner Schwester zu gehen.
K: Ja.

G bewegt den Innenraum vorsichtig vorwärts.

G: Ich finde es sehr spannend und bin auch neugierig. Es ist aufregend, mich ihr zu zeigen.

Nach einer Weile:

G: Es ist, als ob die Schwere, die zwischen uns stand, leichter wird, weniger wichtig wird.
K: Soll ich für Ihre Schwester auch eine Holzfigur und Hölzchen für ihren Innenraum hinstellen?
G: Ja.
K: Soll ich das machen oder möchten Sie es selbst tun?
G: Sie.

K legt den Gartenzaun um die Figur ihrer Schwester (→ Abb. 8-8).

G: Es fühlt sich an, als hätte sie die Rolle des Steins übernommen, sie steht an der Stelle des Steins.
K: Sehen Sie sie jetzt?
G: Ja, aber sie ist noch weit weg. Sie braucht viel Platz, um mich zuzulassen. Ihr Garten ist größer als hier sichtbar.
K: Soll ich ihren Garten ein wenig größer machen?
G: Ja.

K vergrößert den Raum und stellt die Figur der Schwester etwas weiter weg.
G bewegt ihren Innenraum etwas weiter nach vorne.

K: Wie ist das?
G: Es fühlt sich gut an.
K: Wie ist es für ihre Schwester, Sie sehen zu können?
G: Neu, weil sie immer noch das alte Bild von mir hat.
K: Vielleicht freut sie sich, Sie zu sehen?
G: Ich denke schon.

G stellt ihr Tor mehr nach links, in Richtung ihrer Schwester, und verlegt den Raum etwas weiter nach vorne.

K: Nehmen Sie die Kristalle und Edelsteine mit?
G: Ja, ich habe vergessen, dass sie auch dort sind. Ich glaube, sie sieht sie auch.
K: Ich habe vor einer Weile gefragt, ob Sie den Stein von der anderen Seite sehen möchten. Haben Sie sich die andere Seite angesehen?
G: Nur teilweise.
K: Was sahen Sie?
G: Dass der Stein offen und glitzernd ist.

G beugt sich über den Stein.

K: Möchten Sie den Stein von der anderen Seite anschauen?

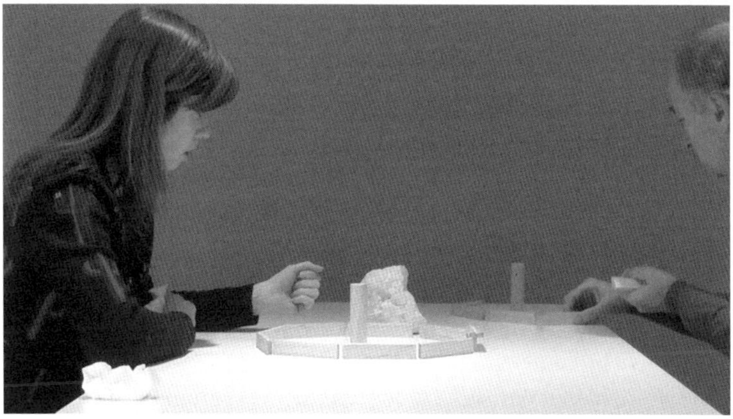

Abb. 8-8

G steht auf und setzt sich auf die andere Seite.

K: Was sehen Sie?
G: Ein schönes Inneres, sehr rein und wertvoll.
K: Soll ich sagen, was ich sehe?
G: Ja.
K: Ich sehe Kristalle. Als Ihre Schwester in Ihre Richtung blickte, sah sie Kristalle.

G ist berührt.

K: Und jetzt sieht sie die Kristalle in Ihrem Garten.
G: Es ist gewöhnungsbedürftig, von der anderen Seite zu schauen.

Nach einer Stille:

K: Ist es in Ordnung für Sie, wenn wir es hierbei belassen?
G: Ja, es ist ein schönes Ende, unerwartet.
K: Ja.

G fotografiert das Schlussbild von beiden Seiten mit ihrem Smartphone.

Nachtrag Grace

Auch Grace erinnert sich gut daran, wie sie als Kind die erste mentale vertikale Reise gemacht hat. Zuerst spricht sie von Träumen, dann von einem Wachzustand, in dem sich die außergewöhnliche Erfahrung wiederholte. Sie bewegte sich dabei mental schnell zwischen zwei Räumen hin und her und hatte das Gefühl, aus dem Körper geschleudert zu werden. Obwohl sie ihren Körper nicht von außen wahrnahm, erinnert ihre Beschreibung an eine außerkörperliche Erfahrung (AKE). Während einer AKE berichten die Betroffenen über den Verlust der räumlichen Verbindung zwischen ihrem Körper und ihrem »Selbst«. Sie können die Welt und ihren Körper aus einer Distanz, meistens von oben, wahrnehmen (Autoskopie) und identifizieren sich mit dem illusorischen Körper, anstatt mit dem physischen Körper (Blanke et al. 2004).

Die außerkörperlichen Erfahrungen werden in der Fachliteratur nicht nur bei neurologischen Störungen beschrieben, wie zum Beispiel der Migräne und Epilepsie, sondern auch bei gesunden Personen während einer Narkose, sensorischen Deprivation, Träumen, wie auch bei Drogenkonsum und sehr starken Ängsten (Heydrich 2011). Die AKE können auch mittels elektrischer Stimulation des rechten Gyrus-angularis-Hirnareals, das zwischen Schläfen- und Scheitellappen liegt, ausgelöst werden (Decety u. Lamm 2007).

> Wir alle empfinden im täglichen Wachzustand das Selbst, unser Ich, innerhalb unserer körperlichen Grenze. Wir erleben den Körper als zu uns gehörig und nehmen die Welt aus dieser körpergebundenen Perspektive wahr. Zum normalen Ich-Bewusstsein gehört somit:
>
> 1. Ich-Lokalisation: Das Ich wird innerhalb des Körpers als eine räumliche Einheit erlebt.
> 2. Ich-Perspektive: Wir sehen, hören und fühlen die Welt aus dem Innern unseres Körpers.
> 3. Selbstidentifikation: Wir empfinden den Körper als uns zugehörig.
>
> Bei der AKE brechen gleich alle drei Aspekte zusammen. Die Betroffene erleben sich als »entkörpert«, sie sehen die Welt samt eigenem Körper aus einer außerkörperlichen Perspektive und identifizieren sich mit dem illusionären statt mit ihrem physischen Körper. (Blanke et al. 2009, S. 60)

Bei Grace ist die »Entkörperung« nicht so klar. Sie fühlte sich als Kind aus dem Körper geschleudert. Bei genauem Nachfragen bewegte sie sich mit ihrem Körper im Raum. Sie sah die Welt, vor allem den Stein aus einer außergewöhnlichen, wechselnden Perspektive und identifizierte sich mit dieser illusionären Position.

Außerkörperliche Erfahrungen werden zum einen ausgelöst, weil die erlebte Einheit zwischen verschiedenen Körperpräsentationen aufgelöst wird, und zum anderen, weil die Verknüpfung zwischen den Körperpräsentationen und Repräsentationen des umgebenden Raumes getrennt wird (Blanke et al. 2009).

Äußerst interessant sind die Experimente von Blanke und seinem Team am Labor für kognitive Neurowissenschaften an der Technischen Hochschule Lausanne. Dabei erhielten Probanden eine 3-D-Brille, in der Live-Videoaufzeichnungen der Probanden gezeigt wurden, sodass sie sich selbst zwei Meter vor sich von hinten sehen konnten. Dann berührten die Versuchsleiter den Rücken der Testperson mit einem Stock. Die Testpersonen, die dies durch ihre 3-D-Brille zeitgleich zwei Meter vor sich beobachten konnten, bekamen das merkwürdige Gefühl, dass sie die Berührung nicht nur auf ihrem eigenen Rücken spürten, sondern auch auf dem vor ihnen projizierten Körper, als ob der virtuelle Körper ein Teil des eigenen Selbst wäre (Blanke et al. 2009). Bei weiteren Experimenten änderte sich nicht nur die Selbstidentifikation, sondern auch die Ich-Lokalisation (Lenggenhager et al. 2007).

Ist es möglich, dass Grace, Joke, Martijn, Katinka, Amelie, Philipp, Susanne, Brigitta und Ko (im letzten Kapitel) alle etwas Ähnliches gemacht haben? Indem sie sich während der vertikalen 3-DGV in die Holzfigur hineinversetzt haben, haben sie sich mit der Figur identifiziert, wie die Probanden in Blankes Experiment das mit ihrem virtuellen Bild taten. Dies wird verstärkt durch den taktil-sensorischen Kontakt mit der Holzfigur respektive mit ihrem illusorischen Ich. Durch das Sehen der Aufwärtsbewegung der Figur können sie möglicherweise eine AKE und/oder eine transpersonale Erfahrung machen. Sie können sich wie Blankes Testpersonen mit der 3-D-Brille von außen wahrnehmen und sich mit diesem illusorischen Ich identifizieren.
Hier wird nochmals darauf hingewiesen (→Einleitung Seite 10), dass die untenstehende Übung nur von emotional stabilen Personen durchgeführt werden sollte.

Aus eigener Erfahrung weiß ich, dass ich mir zum Beispiel im Wohnzimmer auf dem Sofa sitzend vorstellen kann (→Abb. 8-9), wie ich beim Bücherregal stehend (Position B in Abb. 8-10) mir selbst aus 5 Metern Distanz auf dem Sofa sitzend zuschauen kann. Wenn ich mir dann vorstelle, dass ich mich vom Bücherregal aus sehe, wie ich vom Sofa her langsam aufsteige, bekomme ich das merkwürdige körperliche Gefühl, selbst aufzusteigen (als stiege mein auf dem Sofa sitzender Körper auf) (→Abb. 8-11).

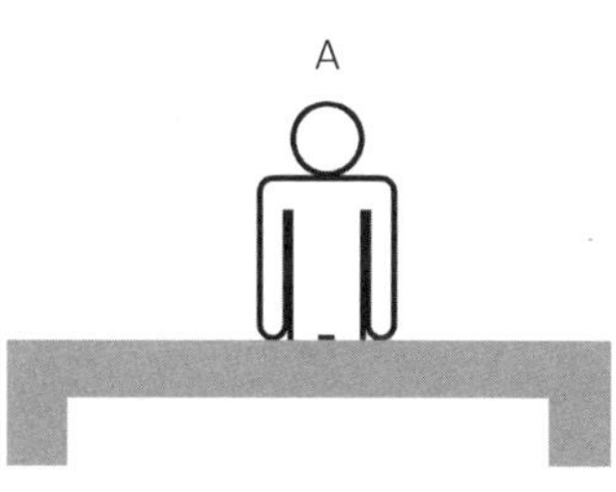

Abb. 8-9: Person A sitzt auf dem Sofa.

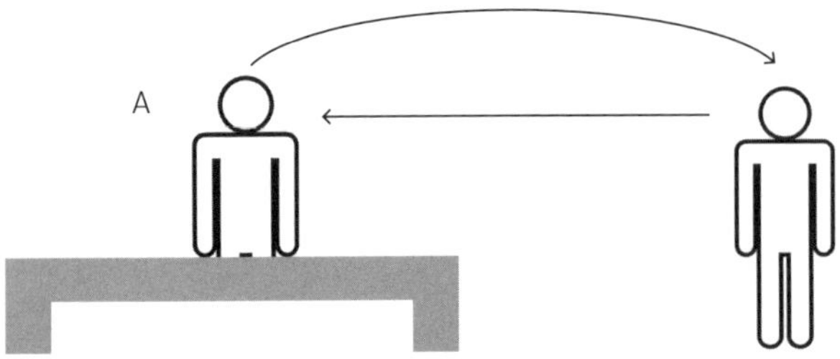

Abb. 8-10: Person A stellt sich vor, sie stehe sich ca. 5 Meter gegenüber (Position B) und schaut auf sich, wie sie auf dem Sofa sitzt.

Als ich dieses Experiment erstmals sitzend gemacht habe und vergaß, mir bewusst vorzustellen, wie ich wieder hinunterkomme, machte ich folgende Erfahrung: Ich stand vom Sofa auf, also ohne das Experiment richtig zu beenden, um etwas aus der Küche zu holen. Als ich mich wieder auf das Sofa setzen wollte, hatte ich das überraschende Gefühl, hinunterzustürzen. Ich hatte das Gefühl, dass das Sofa mindestens einen halben Meter unter mir war, dass ich mental also immer noch oberhalb des Sofas verweilte. Ich habe dieses Experiment öfters wiederholt und immer zeigte sich die gleiche Empfindung. Dies würde erstens bedeuten, dass wir auch ohne 3-D-Brillen und Videoaufnahmen, ohne Holzfiguren nur mit einer anderen mentalen Perspektive und einer synchronen visuellen Vorstellung eine außergewöhnliche Erfahrung hervorrufen können. Zweitens könnte es auch den Unterschied zwischen einer außerkörperlichen Erfahrung (AKE) und einem Nahtoderlebnis (NTE) erklären.

Bei der AKE verlassen wir mit unserem Aufmerksamkeitsstandort die mentale Innenwelt und schauen von der horizontalen Ebene aus auf den eigenen Innenraum respektive Zylinder. Wir werden von außen Zeuge, wie wir innerhalb des Zylinders aufsteigen. Bei der NTE befinden wir uns mit dem Aufmerksamkeitsstandort in der eigenen Innenwelt und steigen von dort aus auf. Vielleicht weil wir uns im eigenen mentalen Innenraum am sichersten fühlen, treten wir vor dem Aufstieg in die Innenwelt ein. Entscheidend könnten hier die schutzgebende Funktion der Ich-Grenze und das Ausmaß der äußerlichen Bedrohung sein. Kann die Ich-Grenze oder der Zylinder nicht genügend Schutz bieten, bleiben wir draußen und es kommt zu einer AKE. Bietet die Ich-Grenze genug Sicherheit an, findet die Aufwärtsbewegung innerhalb der eigenen Grenze statt, und es kommt, wenn die Person hoch genug aufsteigt, zu einer NTE. Dies alles geschieht innerhalb von Sekundenbruchteilen und wird wahrscheinlich durch vorausgehende vertikale Erfahrungen mitbestimmt.

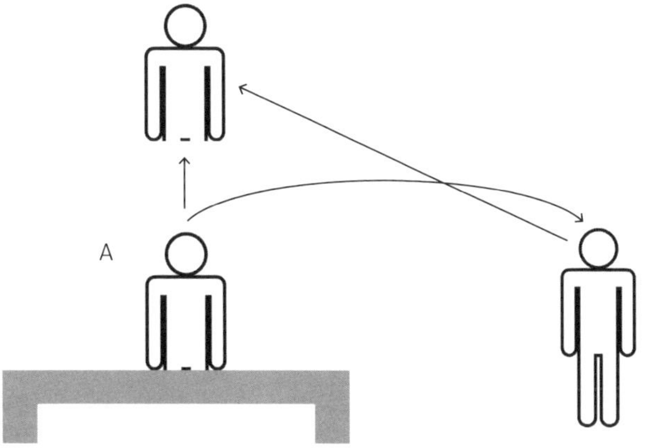

Abb. 8-11: Person A stellt sich vor, wie sie von der Position B aus sieht, wie sie auf dem Sofa sitzend langsam aufsteigt.

Acht Fragen

- Wie oft schauen Sie sich pro Tag in Ihrer Vorstellung von außen an? Können Sie Beispiele nennen? (Wie sieht meine Frisur aus? Mein Make-up? Meine Körperhaltung?)
- Machen Sie das in letzter Zeit häufiger als vor 20 Jahren?
- Was denken Sie, warum?
- Haben Sie Ihren Körper in Ihrer Vorstellung auch schon einmal von oben gesehen? Was sahen Sie?
- Geschah das in einer besonderen Situation oder bei einem speziellen Anlass?
- Welche Gefühle hat diese Erfahrung ausgelöst? Hat das Ihr Selbstbild verändert?
- Haben Sie sich mit jemandem darüber ausgetauscht?
- Wer käme dafür infrage?

Vier Anregungen für die spirituelle Arbeit

- Eine Form der Selbstwahrnehmung ist die achtsame Innenschau. Wie lange kann der Patient sich von innen aus wahrnehmen, achtsam sein und mit seinem Körper leiblich verbunden sein? Wie oft pro Tag befindet er sich in diesem mentalen Zustand? Ist Ihr Patient jetzt bei sich und zentriert? Und Sie?
- Wie ist sein Selbstbild, wenn er sich von außen anschaut, zum Beispiel ein Foto oder ein Filmchen von sich sieht? Kann er seinem Erscheinungsbild zustimmen oder tauchen kritische Stimmen auf, zum Beispiel, wenn er in den Spiegel schaut? Stellen

K: Verspüren Sie den Wunsch, sich zu bewegen?
Ko: Ich habe mehrere Sitzbänke im Raum.
K: Aber jetzt stehen Sie?
Ko: Nein, ich sitze.
K: Wollen Sie sich woanders hinsetzen?
Ko: Ich möchte nicht in den Raum links von der Mitte gehen.

Ko gibt mit seiner Hand den Bereich an.

K: Sie möchten diesen Teil trotzdem anschauen?
Ko: Anschauen schon, aber nicht hingehen.
K: Sie sitzen jetzt auf einer dieser Sitzbänke?
Ko: Ja.
K: Könnten Sie sich vorstellen, aufzustehen?

Ko nickt.

K: Stehen Sie jetzt vor Ihrer Bank?
Ko: Ja.
K: Wie ist das?
Ko: Schön, in dem Moment als ich aufstand, neigte ich dazu, das Tor noch mehr zu öffnen.
K: Wenn Sie jetzt so stehen, nach unten schauen und den Boden unter Ihren Füßen sehen, sehen Sie dann den Boden Ihres Innenraums?
Ko: Ja.
K: Wie ist das?
Ko: Es ist ziemlich aufgeräumt und hat auch Farbe.
K: Der Boden?
Ko: Ja, da wächst und blüht vieles.
K: Was meinen Sie mit wachsen und blühen?
Ko: Blumen und Gemüse.
K: Der Boden, auf dem Sie stehen, auf dem Sie die Blumen sehen, ist das Ihr Boden?
Ko: Die Frage verwirrt mich, ich wollte erst ja sagen, dann kam das Bild, dass es hier auch Erde von meinen Eltern gibt. Es stammt vom Ort, an dem ich geboren und aufgewachsen bin.
K: Wissen Sie, wo diese Erde jetzt ist?
Ko: Sie meinen die Erde meiner Eltern?
K: Ja.
Ko: Ich kann nicht sagen, ob es der Boden meiner Eltern ist oder der Boden, auf dem ich aufgewachsen bin. Das war früher das Gleiche. Es ist hauptsächlich hier. Ko zeigt auf den Raum links vom Altar.
K: Können Sie die Erde der Eltern unterscheiden, wenn Sie dort stehen würden?

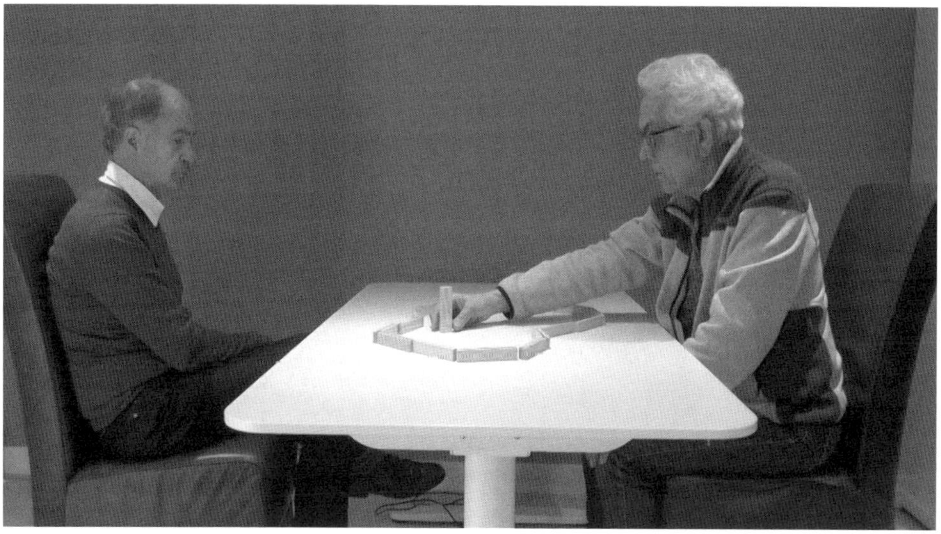

Abb. 9-2

Ko dreht sein Figürchen und geht zur angedeuteten Stelle (→ Abb. 9-2).

Ko: Ich fühle mich hier anders.
K: Was ist anders?
Ko: Es ist ein bisschen melancholischer, ein bisschen schwerer.
K: Sie spüren das körperlich?
Ko: Ich spüre es in meinem Bauch.

Ko reibt sich den Bauch.

K: Stellen Sie sich vor, Sie können nach unten gehen, Sie können abwärts in den Boden gehen. Vielleicht mit einer Leiter oder über einen anderen Weg. Wo möchten Sie in den Boden eintreten?
Ko: Das würde ich hier gerne tun.

Ko zeigt auf eine Stelle in der Mitte des Raumes auf der rechten Seite (→ Abb. 9-3).

K: Sie lachen jetzt?
Ko: Der Satz, der mir jetzt in den Sinn kommt, lautet: Dort werde ich mich freier fühlen.
K: Sind Sie dort schon mal in die Erde gegangen?
Ko: Nein.
K: Möchten Sie das jetzt versuchen?
Ko: Ja.
K: Sie können Ihre Holzfigur langsam dorthin bewegen.
Ko: Jetzt gehe ich durch den Tisch.

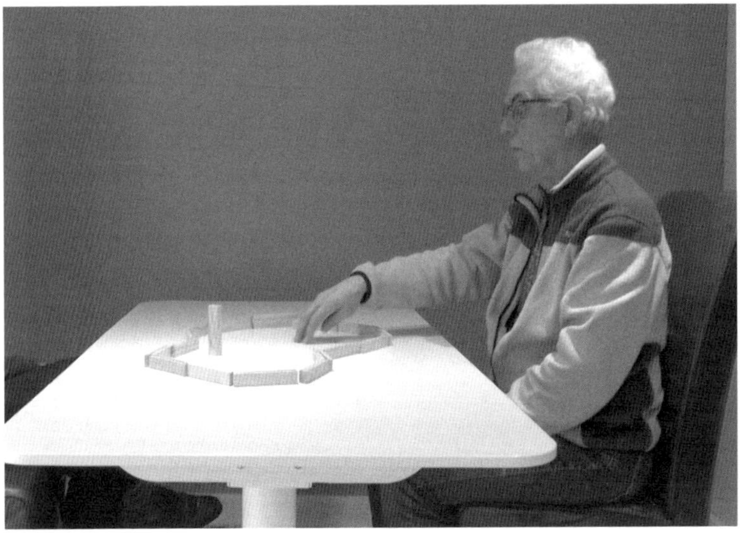

Abb. 9-3

K: Wie gehen Sie in die Erde?

Ko: Ich ziehe es vor, mit meinen Händen zu graben.

K: Möchten Sie das versuchen, können Sie sich das vorstellen?

Ko geht mit seiner Figur unter den Tisch und setzt sich in der Hocke auf den Boden.

K: Wie ist das?

Ko: Zwei Gefühle, die sich abwechseln, es ist einerseits angenehm und andererseits nehme ich auch eine Angst wahr. Sie wechseln sich ab, besonders wenn ich tiefer gehe.

K: Wie tief sind Sie jetzt, wenn Sie es in Metern angeben würden?

Ko: Ich bin etwa zwei Meter unter der Erde, ich kann nicht mehr über den Rand schauen.

K: Sie stehen jetzt?

Ko: Ja, ich stehe und über mir kann ich den Himmel sehen.

K: Wie steht es mit der Angst? Wovor haben Sie Angst?

Ko: Die Angst ist unbestimmt, sie ist vage.

K: Liegen Sie oder stehen Sie noch?

Ko: Ich sitze in meiner Hocke und schaue nach unten.

K: Wo sind Sie jetzt, ist das ein Raum oder sind Sie in einem Loch mit Erde um Sie herum?

Ko: Es hat Erde um mich herum.

K: Können Sie sich dort horizontal bewegen, zum Beispiel zu dem Ort gehen, wo Ihre Erde sich mit der Erde Ihrer Eltern vermischt hat?

Ko: Mein erster Impuls ist: Soll ich?

K: Es muss nicht sein.

Ko: Das ist eine Antwort, die sich abzeichnet, da ist noch keine Wahl. Nein, das will ich nicht.

K: Okay. Wenn Sie dort unten sind, sind Sie sich bewusst, dass über Ihnen Ihr sichtbarer Innenraum liegt?

Ko: Ja, ich weiß es. Es ist schön, das hier zu wissen.

K: Sehen Sie da unten irgendwelche Wurzeln?

Ko: Ja, Baumwurzeln.

K: Wie ist das, diese Wurzeln zu sehen oder vielleicht auch zu berühren?

Ko: Das ist schön.

K: Wissen Sie, zu welchem Baum diese Wurzeln gehören?

Ko: Nein, das weiß ich nicht, es sind kleine feine und größere Wurzeln. Ich möchte jetzt weiter graben. Ich möchte tiefer gehen.

K: Machen Sie das immer noch mit Ihren Händen?

Ko: Ja, und ich frage mich, wo ich die Erde lassen kann.

K: Gelingt das?

Ko: Ja, das geht.

K: Wie tief sind Sie jetzt?

Ko: Etwa vier Meter. Es sieht aus, als wäre ich auf einem Abenteuer.

K: Riechen Sie etwas, fühlen Sie etwas?

Ko: Ich mag die Berührung der Erde mit meinen Händen und rieche auch etwas. Ich höre nichts.

K: Sie sagten Abenteuer?

Ko: Ja, ich mag die Spannung.

K: Haben Sie das Gefühl, dass Sie etwas entdecken werden?

Ko: Meine Neugier wurde geweckt.

K: Sie waren noch nie dort?

Ko: Nein, ich war noch nie hier.

K: Kennen Sie jemanden, der schon einmal dort war?

Ko: Ja, ich glaube meine Frau.

K: Dass sie unter Ihrem Garten war?

Ko: Nein, unter dem eigenen Innenraum.

K: Wie ich sehe, gehen Sie jetzt noch tiefer.

Ko: Ja, es sieht so aus, als würde ich ein Korridorsystem betreten. Es ist jetzt auch einfacher.

K: Dieses System von unterirdischen Gängen existiert bereits? Soll ich Ihnen sagen, wo Sie jetzt sind?

Ko: Ja.

K: Sie befinden sich nicht mehr unter Ihrer Innenwelt. Spüren Sie einen Unterschied, ob Sie sich in der Erde unter Ihrem eigenen inneren Garten oder im Freien befinden?

Ko: Durch Ihre Frage verliere ich etwas von meiner Sorglosigkeit. Jetzt kommt der Wunsch, den Weg zurückzugehen.

K: Sie könnten sich verlaufen?

Ko: Ja, ich habe Angst, ich könnte den Weg zurück nicht mehr finden.

K: Ist das nicht Teil des Abenteuers?

Ko: Ja, das ist es (lacht). Ich spüre die Tendenz, jetzt bald wieder nach oben zu gehen.
K: Wird es langsam etwas beängstigend?
Ko: Ja.
K: Sie sind jetzt noch tiefer.

Ko atmet tief durch.

Ko: Ich spüre eine Angst.
K: Kennen Sie diese Angst?
Ko: Ja, das tue ich. Es lähmt mich auch.
K: Besteht die Möglichkeit, dort etwas oder jemanden anzutreffen?
Ko: Nein, ich treffe hier niemanden.
K: Wie alt sind diese Gänge?
Ko: Sie sind nicht älter als mein eigenes Leben.
K: Kommen sie Ihnen bekannt vor?
Ko: Das ist sehr doppelt. Sie fühlen sich fremd und zugleich vertraut an. Vage vertraut.
K: Das würde bedeuten, dass Sie schon einmal hier gewesen sind.
Ko: Ich habe eigentlich keine Erinnerungen an diesen Ort.
K: Sie gehen jetzt zurück? Haben Sie einen Faden von Ariadne?
Ko: Nein, daran habe ich nicht gedacht.
K: Sie gehen jetzt nach oben.
Ko: Ich glaube, ich fühle mich von der Erde meiner Kindheit und meinen Eltern angezogen.
K: Wie ist es in diesen Bereich zu kommen? Fühlt sich oder riecht die Erde hier anders?
Ko: Ich möchte jetzt wieder nach oben gehen.

Ko stellt seine Holzfigur wieder auf den Tisch und setzt sich auf seinen Stuhl.

Ko: Ich muss hier sein, in diesem Bereich.
K: Überrascht es Sie, dass Ihre Figur jetzt hier steht?
Ko: Ja, das hatte ich eigentlich nicht vor. Es hat mich die ganze Zeit Mühe gekostet, mich zu orientieren. Ich bin froh, wieder oben zu sein, aber ich möchte auch in die Unterwelt zurückgehen, ich möchte dort weiter erkunden.
K: Gibt es da unten etwas, das es zu entdecken gilt? Was könnte das sein?
Ko: Meine eigenen Wurzeln.
K: Was sehen Sie jetzt?
Ko: Es ist, als ob ich das Grab meiner Eltern anschaue. Dort ist auch mein kleiner Bruder.
K: Sie sind begraben?
Ko: Ja, zu dritt in einem Grab.
K: Begraben sein ist auch unterirdisch. Gibt es eine Verbindung dazwischen?

Ko nach langem Schweigen:

K: Ich weiß es nicht. Mir kommt ein Satz, ist es okay für Sie, wenn ich ihn ausspreche?
Ko: Ja.
K: Sie könnten Ihren Eltern sagen: »Papa, Mama, ich war heute unten.«

Ko sagt laut: »Papa, Mama, ich war heute unten.«
K nach langem Schweigen: Wie ist das für Sie und für Ihre Eltern?

Ko: Sie sehen mich an und fragen, was ich dort gemacht habe.
K: Ihre Eltern wissen nicht, was Sie unten tun könnten?
Ko: Nein.
K: Würde das bedeuten, dass sie dieses Abenteuer nie selbst unternommen haben?
Ko: Ja.
K: Wie ist es, zu wissen, dass sie nie versucht haben, hinunterzugehen?
Ko: Das macht mich traurig.
K: Sie hätten es ihnen gegönnt?
Ko: Ja, auch für mich. Ich wünschte, sie hätten mir davon erzählt.
K: Ich weiß nicht, ob ich es richtig verstanden habe, Sie meinen, Sie wären gerne schon früher dort unten gewesen?
Ko: Ja, der Reichtum dort.
K: Bedeutet das, dass wenn Sie in der Vergangenheit öfters dort gewesen wären, Ihr Leben jetzt anders wäre? Oder anders ausgedrückt: Wenn Sie jetzt manchmal dorthin gehen würden, könnte sich etwas ändern?
Ko: Ja, das vermute ich.
K: Was könnte anders werden?
Ko: Eine bestimmte Art von Kraft.
K: Das könnte wichtig für Ihr Leben im Innenraum sein?
Ko: Ja, und für das Funktionieren.
K: Wichtig für oben in Ihrem Innenraum oder auch für außerhalb in der Außenwelt?
Ko: Zumindest für meine Innenwelt.
K: Spüren Sie jetzt einen Bewegungsimpuls? Möchten Sie etwas tun, sagen oder bewegen?
Ko: Ja, ich habe das Bedürfnis, mich zu bewegen.
K: Tun Sie das.
Ko: Das Erste ist, ich möchte mich verneigen (→ Abb. 9-4).
Ko: Ich spüre die Tendenz, sehr schnell in meinem Innenraum herumzulaufen.

Ko bewegt seine Figur schnell im Kreis.

K: War das ein Ausdruck der Kraft, von der Sie gerade gesprochen haben?
Ko: Ja.

Ko atmet tief durch.

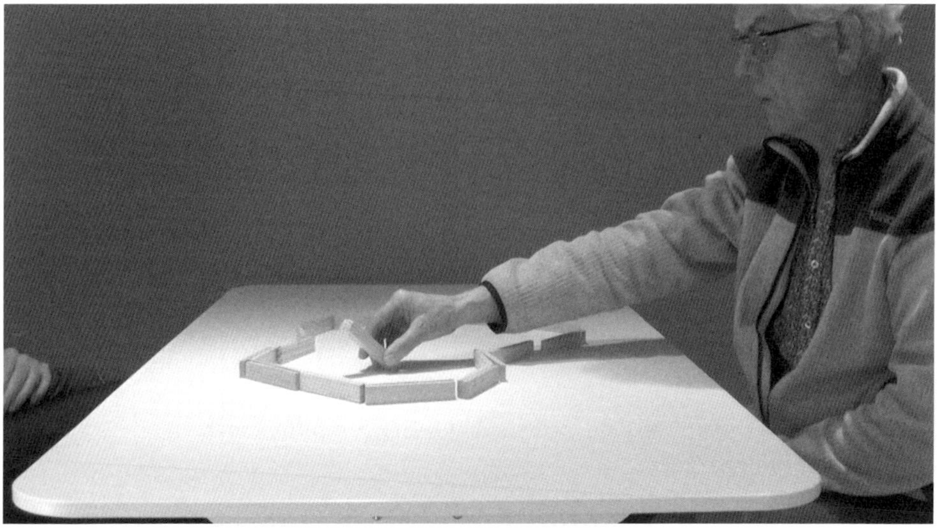

Abb. 9-4

Ko: Ich spüre die Neigung, wieder unter die Erde zu gehen. Das Loch ist bereits vorhanden.

K: Sehen Sie das Loch?

Ko: Ja.

K: Wenn Freunde Sie besuchen, dürfen sie das Loch sehen?

Ko: Ja, sie können es sehen. Sie können es auch von außen sehen.

K: Wenn jemand fragen würde, was das Loch in Ihrem Innenraum bedeutet, was würden Sie antworten?

Ko denkt nach und sagt:

Ko: Ich erforsche die Unterwelt.

K: Heute würden wir nach unten und nach oben gehen. Ich habe das Gefühl, dass wir viel getan haben. Was meinen Sie, sollen wir eine kleine Pause einlegen oder gleich weitermachen, oder glauben Sie, es reicht?

Ko: Ich hätte gerne einen Schluck Wasser, dann möchte ich weitermachen.

Ko und K machen eine kleine Pause.
(Nach der Pause, wenn Ko und K wieder am Tisch sitzen:)

K: Ich sagte, wir werden die vertikale Welt untersuchen. Was bedeutet es für Sie, nach oben zu gehen?

Ko: Ich möchte zuerst die Tür schließen.

K: Daran haben Sie nicht gedacht, als Sie vorher hinuntergingen?

Ko: Nein, jetzt sehe ich, dass die Tür offen war. Ich möchte die Tür schließen.

Ko bewegt das Hölzchen so, dass der Eingang geschlossen ist.

Ko: Ich war so auf das Graben konzentriert, dass ich nicht gesehen habe, dass das Tor offenstand.

K: Sie sagten, der Abstieg sei eine neue Erfahrung. Ist der Aufstieg auch eine neue Erfahrung, oder haben Sie das schon mal gemacht?

Ko: Ich bewege mich oft nach oben, beispielsweise beim Meditieren. Ich distanziere mich, indem ich nach oben gehe. Dann übersehe ich meinen inneren Garten und weiß, dass er da ist.

K: Machen Sie das jeden Tag?

Ko: Ja, dann erkenne ich meinen Innenraum.

K: Oft ist es so, wenn wir außerhalb unseres Innenraumes sind und zu uns selbst kommen möchten, wir zum Beispiel eine Atemübung machen. Was tun Sie, um nach oben zu gehen?

Ko: Alles beobachten, ohne mich damit zu beschäftigen, ohne anhaften.

K: Womit beschäftigt sein?

Ko: Das können Gedanken, Gefühle oder Überzeugungen sein, das, was in dem Moment vorhanden ist.

K: Wie machen Sie das?

Ko: Durch Bewusstwerdung. Es zeigt sich dann, was wichtig ist und was nicht. Vieles ist in einem weiteren Sinne nicht wichtig. Es ist in einem größeren Ganzen relativ und gleichzeitig gehört es dazu.

K: Könnten Sie mit der Holzfigur das Meditieren symbolisch darstellen?

Ko: Ja, das könnte ich, dann würde ich gerne einen Silberdraht ausrollen und ihn unten befestigen, damit ich wieder nach unten kommen kann.

K: Machen Sie das auch während dem Meditieren?

Ko: Nein, dann benutze ich nur meinen Körper, um zu fühlen.

K: Dann wird Ihr Körper zum Silberdraht?

Ko: Ja.

K bewegt die Figur nach oben.

K: Was machen Sie jetzt?

Ko macht mit der Figur eine kreisende Bewegung in der Luft.

Ko: Ich betrachte meinen Garten gerne von oben.

K: Was sehen Sie?

Ko: Zunächst einmal bin ich mit der Aufwärtsbewegung zufrieden. Wenn ich mich umschaue, sehe ich auch andere Innenräume. Das gefällt mir.

K: Sticht der Garten von jemandem heraus?

Ko muss lachen.

Ko: Ja, der Raum meiner Frau.

K: Jetzt schauen Sie mit der Figur wieder nach oben. Was sehen Sie?

Ko: Ich suche nicht etwas. Es gibt viel Raum, ich kann die Galaxie sehen.

K: Was Sie jetzt fühlen oder wahrnehmen, entspricht das einer Meditation oder ist es anders?

Ko: Es entspricht der Meditation.

K: Haben Sie an dem Ort, an dem Sie jetzt sind, ein körperliches Bewusstsein?

Ko: Das habe ich mich auch gefragt, es ist hier ewig.

K: Was nehmen Sie von dieser Höhe aus von Ihrem Innenraum wahr?

Ko: Farben.

K: Wie ist es, wenn Sie Ihre Gefühle in Ihrer Innenwelt von oben sehen?

Ko: Das ist gut. Das darf sein.

K: Sie sagten, Sie sehen andere Innenräume von oben. Sehen Sie auch andere Menschen, die wissen, wo Sie jetzt sind?

Ko: Nein.

K: Wie ist es, keine Menschen zu sehen?

Ko: Ich spüre eine Tendenz, darüber nachdenken zu wollen.

K: Ist das der Grund, warum Sie das Loch in Ihrem Garten sehen?

Ko: Ich sehe zwei Löcher: Dort, wo ich in den Boden gegangen bin, und dort, wo ich wieder hochgekommen bin. Es ist gut, wenn ich sie sehe.

K: Wollen Sie ein bisschen höher gehen?

Ko: Ich möchte noch etwas mehr untersuchen.

Ko steht auf und geht mit der Holzfigur ein Stück nach oben (→ Abb. 9-5).

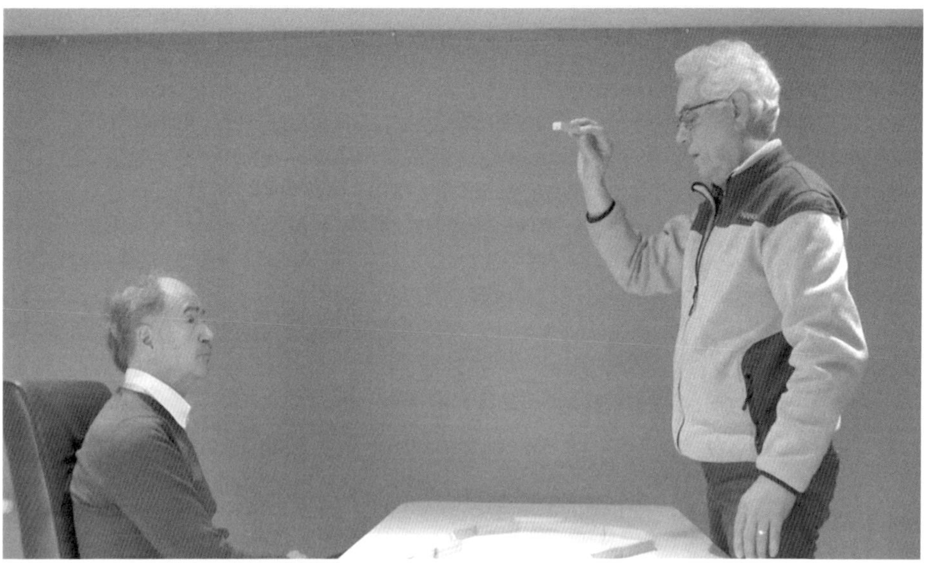

Abb. 9-5

Ko geht langsam mit der Figur noch höher.

Ko: Ich bekomme jetzt Probleme mit dem Silberdraht.
K: Können Sie ihn durchschneiden?

Ko macht eine kleine ruckartige Bewegung mit seinem Oberkörper.

K: Was geschieht jetzt?
Ko: Es ist, als wäre es eine wichtige Entscheidung, die ich nicht einfach treffen kann. Dazu gehört auch das Zittern. Zum Beispiel: Wissen, was man tut, aufpassen.
K: Ist es gefährlich?
Ko: Welche Art von Risiko gehe ich ein? Ein Cluster von Gedanken und Gefühlen öffnet sich. Es ist machbar, ein wenig höher zu gehen.
K: Was geschieht auf dieser Höhe?
Ko: Ich fühle mich frei.
K: Sie lachen jetzt?
Ko: Es ist schön.

Ko steigt mit seiner Figur weiter auf.

K: Sie wollen noch höher gehen?
Ko: Ja, ich kann das Ganze hier sehen.
K: Sehen Sie auch Ihren eigenen Garten?
Ko: Ich sehe nur noch einen Punkt. Ich kenne die Richtung.
K: Spielt es noch eine Rolle, dass dieser Punkt eine Grenze hat, oder ist das nicht mehr wichtig?
Ko: Nein, das ist nicht mehr wichtig.
K: Gibt es dort oben, wo Sie gerade sind, noch andere Menschen?
Ko: Es ist eher das Bewusstsein für Energie. Es ist nicht so, dass ich dort Gesichter sehe. Ich sehe keine Formen. Ich bin trotzdem nicht allein.
K: Wie würden Sie die andere Menschen nennen, wenn sie keine Form haben?
Ko: Energie würde ich es nennen.
K: Können Sie von dort aus nach oben schauen?
Ko: Es macht fast keinen Unterschied mehr. Dafür müsste ich wieder in meinen Körper zurückgehen. Es gibt keine Sinne dafür.
K: Haben Sie noch den Silberdraht?
Ko: Nein, ich habe ihn gelockert. Das ist okay. Es wird schon gutgehen.
K: Waren Sie schon einmal dort, wo Sie jetzt sind?
Ko: Ich bin jetzt sehr weit aufgestiegen. Ich war noch nie so hoch.
K: Möchten Sie jetzt etwas tun, etwas sagen, einem Impuls folgen?
Ko: Ich möchte, dass jeder, der mir lieb ist, dies erleben darf.

Ko schweigt lange Zeit und bewegt dann seine Figur sehr langsam nach unten.

K: Sie gehen jetzt hinunter? Ist das eine Entscheidung, die Sie getroffen haben?

Ko: Ja.

K: Wie ist der Abstieg?

Ko: Das ist stimmig. Ich muss hier wieder weg. Es wäre nicht richtig, wenn ich oben bleiben würde. Ich brauche es nicht zu erklären.

K: Müssen Sie den Silberdraht wieder in die Hand nehmen?

Ko: Es geht auch ohne ihn.

K: Jetzt sehen Sie wieder Ihre Grenze, wie ist das?

Ko: Ja, mein Raum ist ein bisschen eng, mein Innenraum dürfte etwas größer sein. Dass es eine Grenze gibt, ist gut. Ja, sehr gut. Es gibt auch eine Kraft, die mich nach oben zieht. Es ist gut, sie anzuerkennen, dass sie da ist. So habe ich eine Wahl. Es ist gut, eine solche Exkursion zu unternehmen. Ich sehe, dass es unten Orte gibt, die ich noch schöner machen könnte.

Ko ist jetzt mit seinem Figürchen fast unten und setzt sich wieder hin.
Nachdem Ko mit seiner Holzfigur unten angekommen ist, macht er seinen Raum ein wenig größer.

Ko: Es war eine schöne Reise.

K: Wenn Sie mit Ihrer Figur wieder in Ihrer Innenwelt stehen, haben Sie dann ein Bewusstsein für den Raum oben und für seine Andersartigkeit?

Ko: Ja.

K: Sieht Ihr Garten mit diesem neuen Bewusstsein anders aus?

Ko: Ja, alles ist leichter.

K: Möchten Sie am Ende der Reise etwas sagen?

Ko: Vielen Dank.

Nachtrag Ko

Als Ko nach der Beendung seiner Exkursion in die Unterwelt und seinem Ausflug in die höhere Sphäre wieder bei sich in seiner Innenwelt angekommen war, sagte er: »Es war eine schöne Reise«.

Wir modernen Menschen reisen viel, wir steigen ins Auto ein und fahren los, wir setzen uns in den Zug und sehen, wie die Landschaft an uns vorbeigleitet, wir durchlaufen alle Sicherheitsvorkehrungen und lassen uns von einer Fluggesellschaft durch die Luft transportieren. Wir machen dies mit Zeit- und Distanzbewusstsein, jedoch häufig, ohne stillzustehen, was mit unserem Körper in der reisenden Bewegung geschieht. Wir reisen mental, indem wir vor dem Fernseher sitzen und zum Beispiel tief in die Welt des australischen Korallenriffs eintauchen, oder wir schauen in den

Nachrichten zu, wie fremde Menschen durch einen schweren Schicksalsschlag getroffen werden. Wir lesen auf dem Handy die letzten News oder schauen uns ein Youtube-Filmchen an und sind mental verreist. In solchen Augenblicken vergessen wir, in welchem Raum wir sind, wer in unserer physischen Nähe anwesend ist, uns anschaut, berührt oder sprechen möchte. Es ist die dissoziierende mentale Reise ohne den Körper.

In den neun Kapiteln wurden Reisen beschrieben, die weder vergleichbar sind mit einer Busfahrt noch mit einer virtuellen Begegnung per Videokonferenz. Es ist eine Form von Reisen, die die meisten von uns kennen, die wir möglicherweise beim Lesen der vertikalen 3-DGVs wiedererkannt haben. Es sind Reisen, bei denen wir mit unserer Ganzheit und unserer bescheidenen Größe in Kontakt kommen, mit dem Geheimnis des Lebens, mit dem Widerspruch des Daseins. Es sind Reisen ohne Zeit und ohne Raum. Vielleicht stimmt deswegen der bisher gebrauchte Begriff »Reisen« gar nicht. Aber was ist diese vertikale Bewegung dann sonst, wenn es keine Reise ist?

Aus meiner Sicht beantwortet Ko diese Frage, als er sagt: »Ich möchte, dass jeder der mir lieb ist, dies erleben darf«. Es ist eine Bewegung, die mit dem Leben direkt in Verbindung steht. In diesem Buch wurden neun vertikale 3-DGVs beschrieben. Anhand von Bildern, die im Raum entstanden sind und durch Fragen meinerseits und Antworten der Teilnehmer andererseits, wurde das Erleben während der vertikalen Bewegung für die Sprache und die Videokamera zugänglich gemacht. Was auf den Aufnahmen zum Teil sichtbar ist, in dem Text jedoch kaum erwähnt wurde, ist, wie es mir ergangen ist, als ich Martijn, Joke, Brigitta, Susanne, Katinka, Grace, Amelie, Philipp und Ko bei ihrem Erleben begleiten durfte.

Ich habe das Zusammensein im gleichen Raum, das Gegenübersitzen, das gemeinsame Hinschauen, das synchrone Empfinden als einen wahrhaftigen, Ehrfurcht erzeugenden Moment erfahren. Es wurde mir bewusst, dass im Hier und Jetzt etwas Wesentliches geschah, etwas, das in jedem Augenblick, wenn zwei Menschen zusammen sind, geschehen könnte, sich jedoch nur selten so intensiv zeigt. In jeder Sekunde wurde diese wahrhaftige Wirklichkeit sichtbar, ich spürte leiblich, wie die Zeit durch meine Finger lief, leicht wie Luft und ohne anhaften zu wollen. Ich war, weil ich während der Sitzung immer bei mir war, mit meinem Aufmerksamkeitsstandort im eigenen psychischen Innenraum blieb, über die Verbundenheit, die zwischen meinem Gegenüber und mir spürbar war, nicht überrascht. Sie war selbstverständlich, ich habe sie nie infrage gestellt. Obwohl die vertikale Dimension vorgegeben war, war sie nicht einengend, sie ließ den Raum offen, alles war jederzeit möglich. Ich vertraute einer anderen Logik und war vielleicht deswegen selten überrascht. Die Klarheit des Augenblicks öffnete mich. Ich wollte jeden Moment ganz bewusst erleben. Ich war mir bewusst, dass sich ein Schatz gegenüber von mir, vor mir, um mich und in mir entfaltete. Ich wusste, dass ich ihn nicht begreifen oder festhalten kann. Der Schatz war allgegenwärtig. Er gehörte nicht mir, nicht dem Teilnehmer, er gehört uns allen.

Ist es ein Widerspruch, mit diesem Wissen ein Buch darüber schreiben zu wollen? Ist es logisch, mit Filmkamera jedes Wort, jede Geste und Mimik festhalten zu wollen? Die Videoaufnahmen und das Buch sind keine Dokumente davon, was an diesen Tagen in den Niederlanden und in der Schweiz in zwei Praxisräumen geschah. Das Buch zeigt auf die höhere Warte und die kostbare Unterwelt. Das dargestellte Erleben erinnert uns an das, was wir waren, was wir sind und was wir sein werden. Mit »wir« sind nicht nur wir Menschen gemeint, sondern alle Lebewesen vom allerersten, das sich vor Millionen Jahren in Zeit und Raum auf der Erde fortbewegt hat, bis zu allen, die noch kommen werden.

Ich möchte das Buch über die neun vertikalen 3-DGVs abschließen mit den Worten von Ko: »Vielen Dank, es war eine schöne Reise«.

Sieben Fragen

- Wie oft reisen Sie mental? Sind Sie sich im Augenblick des Reisens dem bewusst?
- Wie reisen Sie mental, dadurch, dass Sie ein Buch lesen, einer Erzählung zuhören, mithilfe des Fernseher, des Handys?
- Welche Form des mentalen Reisens ist für Sie am wertvollsten?
- Reisen Sie auch nach innen, was ist der Unterschied?
- Führen Ihre Reisen auch zur Dankbarkeit?
- Was möchten Sie Ihrem Partner, Ihren Kindern, Ihren Eltern, Ihren wichtigsten Freunden auf die Reise mitgeben?
- Und sich selbst?

Vier Anregungen für die spirituelle Arbeit

- Trauen Sie sich, einen Mitmenschen auf seiner Reise zu begleiten. In der vertikalen 3-DGV machen Sie das wortwörtlich. Es gibt viele Situationen in einer Partnerschaft, als Eltern und auch in einem therapeutischen Kontext, bei denen dies der Fall ist. Erlauben Sie sich, nur Begleiter und Zeuge der Reise zu sein und doch gleichzeitig daran teilhaben zu dürfen.
- Schaffen Sie für sich und Ihre Mitmenschen Raum und Zeit für das Große und das Wesentliche. Ihr Praxisraum könnte dazu der richtige Ort sein.
- Sie dürfen sich bei Ihrem Gegenüber bedanken für die Wahrhaftigkeit des geteilten Augenblicks (zum Beispiel die 3-DGV). Damit bestätigen Sie die Kostbarkeit des gemeinsamen Seins.
- Der Schatz des gemeinsamen Augenblicks gehört den Klienten und Ihnen.

Literatur

Albert PR (2019). Adult neuroplasticity: A new »cure« for major depression? J Psychiatry and Neuroscience: JPN; 44: 147–150.

Alexander E (2012). Blick in die Ewigkeit: Die faszinierende Nahtoderfahrung eines Neurochirurgen. München: Ansata Verlag.

Assagioli R (1978). Handbuch der Psychosynthese, Grundlagen, Methoden und Techniken. Zürich: Nawo Verlag.

Assagioli R (1982). Die Schulung des Willens. Paderborn: Junfermann Verlag.

Baier T (2014). Vergils Unterwelten als Seelenlandschaft. In: Hamm J, Robert J (Hrsg). Unterwelten, Modelle und Transformationen. Würzburg: Verlag Königshausen & Neumann; 59–80.

Beauregard M, Paquette V (2006). Neural correlates of a mystical experience in carmelic nuns, Neuroscience Letters; 405: 186–190.

Benjamin W (1928). Gesammelte Schriften, Bd IV (1974). Frankfurt/M.: Suhrkamp.

Blanke O, Landis T, Spinelli L, Seeck M (2004). Out of body experience and autoscopy of neurological origin. Brain; 127: 243–258.

Blanke O, Lenggenhager B, Heydrich L (2009). Mein Körper und ich. Gehirn und Geist; 12: 60–63.

Blaser K (2012). Aufmerksamkeit und Begegnung: Zwischenmenschliches Aufmerksamkeitsrepertoire, Ich-Grenzen und die Kunst des Zusammenseins. 3. Aufl. Kröning: Asanger Verlag.

Blaser K (2014). In mir und um mich herum: Ich-Grenzen dreidimensional visualisieren. Darmstadt: Synergia Verlag.

Blaser K (2020). Sag Ja zum Nein sagen: Das Trainingsprogramm zur Stärkung der eigene Grenze. Stuttgart: Klett-Cotta.

Blaser K (in Vorb.) So bin ich und du bist anders: Grenzdynamiken in Partnerschaft, Familie und Beruf. Stuttgart: Klett-Cotta.

Bründl J (2014). In der Hölle, am »Ort« der Verdammten: Topographie des theologischen Schauplatzes böser Wirklichkeit. In: Hamm J, Robert J (Hrsg). Unterwelten, Modelle und Transformationen. Würzburg: Verlag Königshausen & Neumann; 88–122.

Bucke RM (1988). Die Erfahrung des kosmischen Bewusstseins: Eine Studie zur Evolution des menschlichen Geistes. Bielefeld: J. Kamphausen Verlag.

Coppes B (2008). Bijna dood ervaringen en wereldreligies: Getuigenis van universele waarheid. Soesterberg: Uitgeverij Aspekt.

Dalichow I (1999). Krafttiere – Boten der Göttin: Mit Krafttieren zu Energie und Heilung. München: Goldmann.

Dawkins R, Lenzova J (2021). Het wonder van vliegen, van Vogel tot vliegtuig. Amsterdam: Nieuwamsterdam.

De Waal F (2017). Are We Smart Enough to Know How Smart Animals Are? London: Granta Publications.

Decety J, Lamm C (2007). The role of the right tempoparietal junction in social interaction: How low-level computational processes contribute to meta-cognition. Neuroscientist; 13 (6): 580–593.

Dieterich A (1913). Mutter Erde, ein Versuch über Volksreligion. Leipzig: Teubner Verlag.

Doidge N (2017). Neustart im Kopf: Wie sich unser Gehirn selbst repariert. Frankfurt/M.: Campus.

Dombrowski D (2014). La guerra si del cammino e si della pietate: Botticelli begegnet Dante. In: Hamm J, Robert J (Hrsg). Unterwelten, Modelle und Transformationen. Würzburg: Verlag Königshausen & Neumann; 14–17.
Eliade M. (1975), Schamanismus und archaische Ekstasetechnik. Frankfurt/M.: Suhrkamp.
Emery NJ, Clayton NS (2004). The mentality of crows: convergent evolution of intelligence in corvids and apes. Science; 306: 1903–1907.
Etkin A, Pittenger C, Polan HJ, Kandel ER (2005). Toward a neurobiology of psychotherapy. Basic science and clinical applications, Journal of neuropsychiatry and clinical neurosciences; 17: 145–158.
Foucault M (1967). Von anderen Räumen. In: Dünne J, Günzel S (Hrsg). Raumtheorie: Grundlagentexte aus Philosophie und Kulturwissenschaften. Frankfurt/M.: Suhrkamp 2006; 317–329.
George LK, Larson DB, Koenig HG, McCullough ME (2000). Spirituality and health, what we know, what we need to know. J Soc Clin Psychol; 19: 102–116.
Griffith RR, Richards WA, McCann U, Jesse R (2006). Psilocybin can occasion mystical-type experiences having substantial and sustained personal meaning and spiritual significance. Psychopharmacology; 187: 268–283.
Grof S (2019). Der Weg des Psychonauten. Enzyklopädie für Reisen in innere Welten, Bd. 1. Solothurn: Nachtschatten Verlag.
Hardy A (1979). The spiritual natur of man: A study of contemporary religions experience. Oxford: Oxford University.
Heller B, Heller A (2018). Spiritualität und spiritual care: Orientierungen und Impulse. Bern: Hogrefe.
Heydrich L (2011). Dissertation, Turning body and self inside out, extero- and interoceptive signal integration in tempo-parietal and insular cortex. Lausanne: Ecole polytechnique Fédérale de Lausanne.
Hofmann A (1979). LSD – Mein Sorgenkind. Die Entdeckung einer Wunderdroge. Stuttgart: Klett-Cotta.
Huxley A (2018). Die Pforten der Wahrnehmung Himmel und Hölle; Erfahrungen mit Drogen. München: Piper.
Inserra A, De Gregorio D, Gobbi G (2021). Psychedelics in psychiatry: neuroplastic, immunomodulatory, and neurotransmitter mechanisms. Pharmacol Rev; 73: 1–77.
James W (2014). Die Vielfalt religiöser Erfahrung: Eine Studie über die menschliche Natur. Berlin: Verlag der Weltreligionen im Inselverlag.
Jung C.G. (1962). Erinnerungen, Träume, Gedanken. Hrsg.: Aniela Jaffé. Stuttgart: Rascher Verlag.
Jung CG (1972). Über das Phänomen des Geistes in Kunst und Wissenschaft. Gesammelte Werke, Bd. 15. Olten: Walter Verlag.
Jung CG (1994). Psychologie und Alchemie. Gesammelte Werke, Bd. 12. Olten: Walter Verlag.
Jung CG (1997). Erinnerungen, Träume, Gedanken. Olten: Walter Verlag.
Jung CG (2011). Psychologische Typen. Gesammelte Werke, Bd. 6. Eschbach: Patmos.
Jungaberle A (2022). Yoga, Tee, LSD: Bewusstseinsveränderung in Wissenschaft und Alltag. Stuttgart: Schattauer.
Kast V (2016). Die Dynamik der Symbole: Grundlagen der Jung'schen Psychotherapie, Eschbach: Patmos.
Kimmich D (2011). Lebendige Dinge in der Moderne. Konstanz University Press.
Koenig HG (1998). Religions beliefs and practices of hospitalized medically ill older adults. J Geriatr Psychiatry; 13: 213–224.
Koenig HG (2009). Research on religion, spirituality and mental health: A review. Can J Psychiatry; 54(5): 283–293.

Kuypers KPC (2020). The therapeutic potential of microdosing psychedelic in depression. Ther Adv Psychopharmacol; 10: 1–15.
Lamm C, Batson CD, Decety J (2007). The neural substrate of human empathy: Effects of perspective-taking and cognitive appraisal. J Cogn Neurosc; 19: 42–58.
Lembke A (2022). Die Dopamin Nation. Balance finden im Zeitalter des Vergnügens. Kandern: Unimedica.
Lenggenhager B et al. (2007). Video Ergo sum: Manipulating bodily self-consciousness. Science; 317 (5841): 1096–1099.
Liechti ME, Dolder PC, Schmid Y (2017). Alterations of consciousness and mystical-type experiences after acute LSD in humans. Psychopharmacology; 234: 1499–1510.
Ly C, Greb AC, Cameron LP et al. (2018). Psychedelics promote structural and functional neural plasticity. Cell Reports; 23: 3170–3182.
Männlein-Robert I (2014). Vom Mythos zum Logos? Hadesfahrten und Jenseitsreisen bei den Griechen. In: Hamm J, Robert J (Hrsg). Unterwelten, Modelle und Transformationen. Würzburg: Königshausen & Neumann; 31–58.
Meili W (2016). Phänomen Nahtod: Faszinierende Entdeckungen eines Psychiaters. Holzgerlinen: SCM Hänssler Verlag.
Minois G (1994). Die Hölle. Zur Geschichte einer Fiktion. München: dtv.
Molenaar-Coppens E (1996). Krom en recht in symbolen in de creatieve therapie. Beroepsvereniging NVCT, Utrecht. In: Schweizer C (Hrsg). Handboek beeldende therapie. Houten: Bohn Stafleu van Lochum 2009.
Moody RA (2001). Leben nach dem Tod: Die Erforschung einer unerklärlichen Erfahrung. Hamburg: Rowohlt.
Northoff G, Heinzel A, De Greck M, Bermpohl F, Dobrowolny H, Panksepp J (2006). Self-referential processing in our brain – a meta-analysis of imaging studies on the self. Neuroimage; 31: 440–457.
Ott U (2008). Transpersonale Perspektiven in der Meditationsforschung. Transpersonale Psychologie und Psychotherapie; 14(1): 75–82.
Pascual-Leone A (2003), The brain that plays music and is changed by it. In: Zatorre R, Peretz I (2003). The Biological Foundations of Music. New York: Annals of the New York Academy of Sciences: 315–329.
Peirce CS (1986). Philosophical Writings. Dover: Dover Publications Inc.
Preller KH, Herdener M, Pokorny T et al. (2017). The fabric of meaning and subjective effects in LSD-induced states depend on serotonin 2 A receptor activation. Curr Biol; 27: 451–457.
Robert J (2014). Topos und Archetyp: Die Höllenfahrten der Moderne. Eine Skizze. In: Hamm J, Robert J (Hrsg). Unterwelten, Modelle und Transformationen. Würzburg: Königshausen & Neumann; 211–226.
Rosa H (2016). Resonanz: Eine Soziologie der Weltbeziehung. Frankfurt/M.: Suhrkamp.
Schmid B (2020). Der berauschte Schweizer. Neue Zürcher Zeitung (Gesellschaft) vom 12. 9. 2020; 44–45.
Schmidt JB (2019). Das transzendente in der Psychotherapie: Über Spiritualität und Präsenz im therapeutischen Wirken. München: Kösel.
Schneider F, Bermpohl F, Heinzel A et al. (2008). The resting brain and our self: Self-relatedness modulates resting state neural activity in cortical midline structures. Cogn Neurosc; 157: 120–131.
Schore AN (2012). The Science of the Art of Psychotherapy. New York: Norton.
Sheldrake R (2018). Die Wiederentdeckung der Spiritualität: Sieben Praktiken im Fokus der Wissenschaft. München: O.W. Barth.
Sims A, Cook C (2009). Spirituality in psychiatry. In: Cook C, Powel A, Sims A (eds). Spirituality and Psychiatry. London: Royal college of psychiatrist; 1–15.
Smart N, Denny FW (2007). Atlas oft he world's religions. New York: Oxford University Press.

Sohst S, Blaser K, Hinterberger T (in press), Altered states of consciousness induced in online three-dimensional self-boundary visualization sessions: A comparison of horizontal and vertical perspectives. Psychology of Consciousness. doi.org/10.1037/cns0000326
Solms M, Turnbull O (2002). The Brain and the Inner World. New York: Other Press.
Stadler MA (2014). Elysische Gefilde und Orte der Schrecknisse: Die Fahrt des Sonnengottes durch die Unterwelt nach den altägyptischen Unterweltsbüchern. In: Hamm J, Robert J (Hrsg). Unterwelten, Modelle und Transformationen. Würzburg: Königshausen & Neumann; 7–30.
Swedenborg E (1771). Die wahre christliche Religion. In: Groll U. Emanuel Swedenborg und das Neue Zeitalter. St. Goar: Reichl 1993; 55–77.
Székely E (1996). Die verlorenen Schriftrollen der Essener. Rheinfelden: Mandala Medra.
Thich Nhat Hanh (2022). Liebesbrief an die Erde. Stuttgart: Nymphenburger Verlag.
Tokarczuk O (2022). Anna In. Eine Reise zu den Katakomben der Welt. Zürich: Kampa Verlag.
Traverso P (2003). Psyche ist ein griechisches Wort. Rezeption und Wirkung der Antike im Werk von Sigmund Freud. Frankfurt/M.: Suhrkamp.
Valle R, Mohs M (1998). Transpersonal awareness in phenomenological inquiry. In: Braud W, Anderson R (eds). Transpersonal research methods for the social sciences: Honoring human experience. Sage: Thousand Oaks.
Van Lommel P (2011). Endloses Bewusstsein. Neue medizinische Fakten zur Nahtoderfahrung. Eschbach: Patmos.
Walach H (2011). Spiritualität: Warum wir die Aufklärung weiterführen müssen. Klein Jasedow: Drachen.
Walach H (2021). Brücken zwischen Psychotherapie und Spiritualität. Stuttgart: Schattauer.
Zumstein C (2001). Schamanismus. Kreuzlingen: Diederichs Kompakt.